뱃살 제로
다이어트

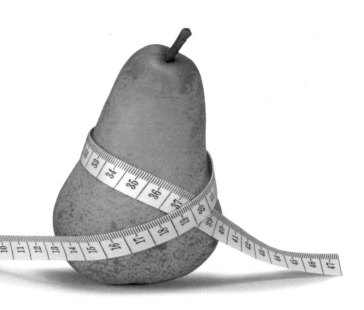

죽어도 안 빠지는 뱃살 쏙~ 빼는

뱃살 제로
다이어트

메릴린 그렌빌 지음 | 권대익 옮김

전나무숲

뱃살이 빠지지 않는 다이어트는 거짓말이다!

몸매가 불만스러운가? 팔과 다리는 봐줄만 해졌는데, 아직도 가슴에서 허리까지 상반신이 날씬해지려는 노력을 물거품으로 만들고 있지는 않은가? 뱃살이 몰래 집어먹은 초콜릿과 비스킷 또는 감자칩처럼 보이지는 않는가? 스커트가 꼭 죄고 불어난 살로 블라우스 단추가 튀어나올 것 같지는 않은가? 또 청바지 허리띠 위로 '머핀 윗부분'처럼 뱃살이 삐져나와 불편하지는 않은가? 심지어 언제 아이를 출산할 예정이냐는 질문을 받지는 않는가?

그렇다면 바로 당신에게 이 책이 필요하다. 나는 아름다운 몸매를 가꾸고 싶은 수많은 여성들을 돕기 위해 이 책을 썼다.

물론 외모는 자신감과 자존심, 자신의 이미지에 큰 영향을 미치는 요소이기 때문에 매우 중요하다. 하지만 뱃살은 무엇보다 건강을 해친다. 과학자들은 다른 부위의 지방보다 특히 배 부위의 지방이 건강에 막대한 영향을 미친다는 사실을 알아냈다. 뱃살은 심장병과 당뇨병, 뇌졸중, 암, 고혈압의 위험을 높인다는 연구 결과들도 계속 발표되고 있다.

따라서 굳이 외모 때문이 아니더라도 자신의 몸을 가꾸는 일은 매우 중요하다. 그러나 이 책을 읽는 것만으로도 당신은 이미 절반은 성공한 것이다. 살을 빼려는 동기를 부여받고 자신을 바꾸려는 준비를 마친 셈이기 때문이다. 이 책에서 권하는 대로 잘 따라 하면 3개월 안에 뱃살을 뺄 수 있다. 뿐만 아니라 언젠가 생길지 모를 건강상의 문제를 미연에 방지하는 데도 도움이 될 것이다. 단기적으로 자신은 물론 다른 사람의 눈에도 근사하게 보일 것이다. 그렇다면 장기적으로는 어떨까? 장수를 누리게 될 것이다.

허리에 지방이 낄 만큼 비만해져서는 안 된다. 심지어 정상 체중의 날씬한 여성조차 뱃살이 너무 많아 건강에 위협을 받는 경우도 있다.

다른 사람에 비해 허리에 살이 많다면, 그것은 몸이 일하는 방식이 다른 사람과 다르기 때문이다. 몸은 먹은 음식을 에너지로 쓰거나 지방 형태로 저장한다. 당신의 몸 역시 섭취한 음식을 지방으로 저장하고 남은 것은 몸의 특정 부위에 저장한다.

따라서 허리 주위에 살덩이가 몰려 있다면 몸의 균형이 깨졌음을 의미한다. 즉 단순히 몸무게를 줄이는 다이어트가 아니라 다른 방법을 모색해야 할 시점이라는 얘기다. 이 책은 새로운 다이어트 방법을 알려 주는 책이 아니다. 식이요법에 대해 다룬 책도 아니다. 물론 '무엇을 어떻게 먹는가'는 중요한 문제이기 때문에 파트 4에서 음식과 영양에 대해서도 충분히 다룰 것이다. 그러나 이 책의 주목적은 몸의 생화학

:: 지방 분포도

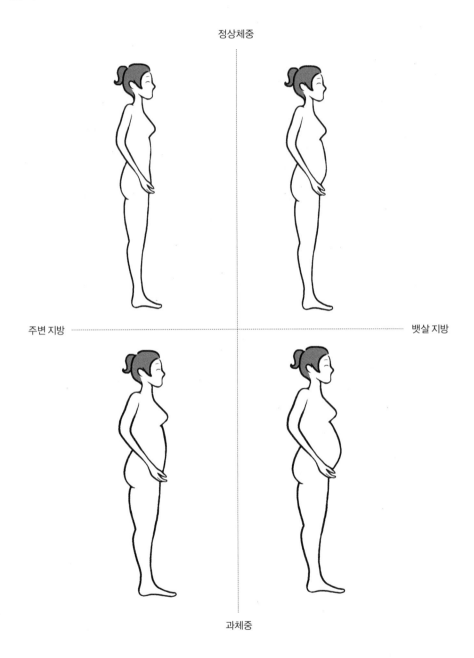

정상체중

주변 지방 ······· 뱃살 지방

과체중

적 구조를 바꾸고, 왜 허리의 지방을 없애야 하는지 알려 주는 데 있다.

이 책에서 권하는 작은 변화를 실천하기 시작하면 몸매가 변하고 몸이 건강해지는 것을 느끼게 될 것이다. 활력이 넘치고 기분이 좋아지며, 두통이 사라지고, 피부와 머리카락에 윤이 날 것이다. 당신을 활기차게 만들고 더 많은 변화를 가져다줄 것이며, 신체의 부정적인 사이클을 긍정적인 사이클로 바꿔줄 것이다. 그리고 곧 허리 주위에 지방이 사라진 모습을 보면서 더 큰 동기를 부여받게 될 것이다.

이 책의 진수를 맛보려면 파트 1에서 9까지 찬찬히 읽어 나가면 된다. 그러면 왜 허리 주위에 지방이 축적되는지, 수년 동안 당신의 몸이 어떤 메시지를 받아들였는지 알게 될 것이다. 파트 9까지 숙지했으면 파트 10의 '행동 계획'에 들어갈 준비가 된 것이다. 파트 10에서는 변화를 위해 차근차근 해야 할 일과 방법을 공개한다. 물론 즉시 몸매 바꾸기를 실천하려면 곧바로 파트 10을 읽어도 상관없다. 파트 11에서는 몸매를 오랫동안 날씬하게 유지하는 방법을 제시할 것이다.

물론 이 책에서 제시하는 계획이 '절대적인' 식이요법은 아니다. 하지만 내 병원에 찾아오는 대부분의 여성들은 몸이 이전보다 가뿐해지는 것을 스스로 느끼고, 멋져 보인다는 친구들의 칭찬에 힘입어 대체로 내 권고를 따른다.

우리의 몸은 하나뿐이고, 25년 동안 병원 일을 하면서 건강보다 더 중요한 것은 아무것도 없다는 사실을 절실히 깨달았다. 선택은 당신의 몫이다. 어느 누구도 당신의 건강을 책임지지 못한다. 그러니 지금 당장 시작하자. 3개월 안에 당신의 몸은 완전히 바뀔 것이다. 다시는 입지 못할 것이라고 생각했던 옷을 입을 수 있게 되고, 다시 활력으로 넘쳐 나게 될 것이다. 여기에다 생명을 위협하는 질병에 걸릴 위험을 줄이는 성과까지 덤으로 얻을 것이다.

메릴린 그렌빌

감사의 글

도움을 준 사람들에게 고마움을 전하는 일은 언제나 즐겁습니다. 이 책이 나오도록 직간접적으로 도움을 준 이들에게 감사의 말을 전합니다.

루이즈 앳킨슨은 내가 문제의 본질에서 벗어나지 않고, 자칫 과학이라는 깊은 수렁에 빠져서 전달하고자 하는 메시지를 잃지 않도록 도움을 주었습니다. 카일 캐시에 있는 편집자 제니 휘틀리와 프로 근성과 열정으로 이 책이 나올 수 있도록 도움을 준 편집자들에게도 고맙다는 말을 전합니다.

특히 턴브리지 웰스 병원에 근무하는 이들에게 감사합니다. 그분들이 유머 감각을 가지고 효율적으로 일을 처리해준 덕분에 작업이 순조롭게 진행되었습니다. 앨리슨과 멜, 헬렌, 브렌다, 제니, 트린, 웬디, 닉, 샐리는 우리가 하는 작업이 삶을 근본적으로 바꾼다는 확고한 믿음을 가지고 일에 열정을 아끼지 않았습니다. 그들에게 이 자리를 빌려 감사를 전합니다. 그들은 불임을 극복하고, 약 없이 폐경을 이기고, 뱃살을 빼며 건강을 유지할 수 있다는 사실을 믿었습니다.

병원을 운영하는 바쁜 가운데서도 내가 일에 최선을 다할 수 있도록 배려해 준 남편 크리스와 어느덧 훌쩍 자라 존재 자체만으로도 큰 힘이 되는 나의 아이들 매트와 렌, 샨텔에게도 사랑을 전합니다.

매트와 해나에게
바칩니다.

모든 꿈이 이루어지기를…….

PART 3   지방이 당신을 노리고 있다

PART 11 　날씬하고 건강한 몸매 평생 유지하기

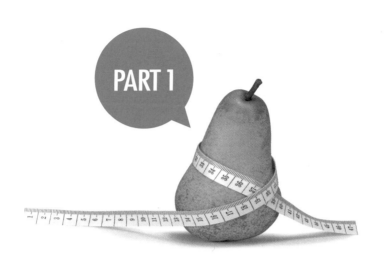

PART 1

몸은
왜 허리에
지방을
축적할까?

우리 몸은 스트레스에
어떻게 반응하는가?

　　뱃살이 줄어들지 않는 이유는 다이어트를 하지 않거나 에어로빅 교습소에 가지 않아서가 아니라, 몸속의 스트레스 호르몬의 활동과 깊은 연관이 있다. 허리 주변에 지방이 축적되는 가장 큰 이유는 바로 스트레스 호르몬인 '코르티솔'의 활동 때문이다.

싸우거나 도망가기

　　수백만 년 전, 인간의 몸은 야생 동물처럼 위험에 재빨리 대처하도록 설계돼 있었다. 위협을 느끼면 몸은 싸움을 하거나 도망가기 모드로 돌입한다. 이런 '싸우거나 도망가기 반응(fight-or-flight response)'은 인간을 포함한 모든 동물의 생존에 필수적이다. 뇌는 생명의 위협을 느끼면 코르티코트로핀 분비 호르몬(CRH)을 분비한다.

CRH는 부신(副腎)을 자극해 아드레날린과 코르티솔 호르몬을 분비하게 만드는 물질이다. 이 과정에서 일어나는 수많은 물리적 변화는 뒤에서 좀 더 자세히 다룰 것이다.

싸우거나 도망가기 반응은 아주 현명하고 효율적이어서, 몸이 위험한 상황에서 재빨리 벗어날 수 있도록 필요한 모든 것을 제공한다. 하지만 싸움에서 이기거나 공격자에게서 도망쳐 위험한 상황에서 벗어나면 부신은 호르몬 분비를 멈추고, 몸은 평상시로 돌아온다.

다만 문제는, 진화가 제대로 이루어지지 않아 현대 생활을 하기에 적합하지 않다는 것이다. 과거에는 검치호(劍齒虎)와 같은 야생 동물의 공격에 맞서느라 스트레스가 생겼지만 요즘은 마감 시간, 교통 혼잡, 울화―어린이마저도―등으로 스트레스에 시달린다. 인간의 몸은 진짜로 생명을 위협하는 스트레스와 기차 연착이나 약속 취소, 불어나는 빚더미, 가족 간 불화 등을 구분하지 못하고 모든 스트레스에 반응할 채비를 한다. 따라서 스트레스가 생기면 늘 그렇게 해 왔듯이 싸우거나 도망가기라는 옛날 방식 그대로 반응한다.

하지만 알다시피 오늘날의 스트레스는 오래 지속되고 자연 치유가 불가능하기 때문에 싸우거나 도망가는 방식으로는 해결할 수 없다. 예전에는 5~10분 만에 해결되던 스트레스가 몇 시간씩 계속되면서 몸에 치명적인 영향을 끼치기도 한다.

스트레스를 받으면 우리 몸은 아드레날린 호르몬을 분비해 몸을 각성시키고 집중력을 높이는 데 도움을 준다. 반면 코르티솔 호르몬을 함께 분비해 혈액 속의 지방과 당분 함유량을 높이는 결과도 낳는다. 이때 몸이 원하는 육체 활동을 하지 않으면 남아도는 지방과 포도당 형태의 에너지는 쓰일 곳이 없어 결국 지방 형태로 저장되고 만다.

스트레스를 받는 상황이 끝나면 아드레날린 수치는 재빨리 정상으로 돌아오고 몸은 평온한 상태를 회복해야 한다. 하지만 코르티솔 호르몬의 수치는 상당 기간,

때에 따라서는 며칠씩 높은 상태를 유지하기도 한다. 또 몸은 싸우거나 도망가기 반응을 한 뒤에는 재충전이 필요하다고 판단해 식욕을 자극한다. 평생 동안 싸우거나 도망가기를 이어 간다면 몸은 계속해서 에너지를 축적하려 할 것이다. 따라서 신경을 거스르는 전화 통화처럼 사무실 책상에서 일어나는 일상적인 스트레스에 매어 있다면 에너지를 소비할 일은 거의 없을 것이다.

결론적으로 말해 상습적으로 스트레스에 시달리는 사람은 항상 허기에 시달릴 것이다. 더 나쁜 것은, 이런 사람들의 몸은 스트레스에 대처하는 데 필요한 에너지를 얻기 위해 탄수화물과 지방질 음식을 먹으라고 다그친다는 사실이다. 이런 몸의 요구에 넘어가면 살찌는 건 시간문제다.

싸우기와 도망가기 메커니즘을 책머리에서 다루는 것은 그만큼 중요하기 때문이다. 스트레스 호르몬과 허리 비만이 아주 밀접한 연관이 있다는 사실은 이미 널리 알려져 있다. 몸이 원하는 대로 싸우거나 도망가기를 하지 않으면 몸속에서 흐르고 있는 지방과 포도당이 허리 주변에 지방 형태로 쌓이게 된다. 그리고 스트레스가 사라진 뒤 나타나는 과도한 식욕으로 인해 섭취하는 당분과 지방은 모두 허리 주위에 축적된다.

지방이 허리 부위에 축적되는 이유는 허리가 간과 아주 가까이 있기 때문이다. 지방은 간과 가까이 있어야 필요할 때 재빨리 에너지로 전환할 수 있고, 최적의 방어 형태를 제공해 계속되는 스트레스에 대비한다.

일반 순응 현상

스트레스 연구가들은 인체가 스트레스에 반응하는 방식을 '일반 순응 현상(The

General Adaptation Syndrome : GAS)'이라고 한다. 이 현상을 설명하기 위해서는 앞에서 언급한 싸우거나 도망가기 반응에 대해 좀 더 자세히 알아볼 필요가 있다. GAS를 이해하는 것이, 뱃살이 덜 붙도록 생활습관을 바꾸는 출발점이 되기 때문이다.

1920년대에 한스 셀리에*는 쥐에서 인간에 이르기까지 모든 동물이 똑같은 스트레스 단계를 밟는다는 사실을 밝혀냈다.

1단계 : 경보(alarm)

싸우거나 도망가기의 단계다. 오래 지속되지는 않지만 몸을 '완전 경보 체제'에 돌입하게 만들 정도로 강력하다.

- 심장 박동이 빨라지고 혈압이 올라간다.
- 피의 응고력이 높아져서, 상처를 입고 피를 흘릴 때 평소보다 빨리 피가 굳는다.
- 소화 기능이 멈춘다. 생명의 위협을 받고 있을 때 샌드위치를 사러 가게에 들를 마음이 생기지 않는 것처럼 몸도 음식을 소화할 필요성을 느끼지 않는다. 소화에 필요한 에너지는 다른 쓰임새로 전환된다.
- 간은 즉시 비상식량인 포도당을 혈액으로 방출해, 싸우거나 도망가는 데 필요한 에너지를 만든다.
- 몸의 면역체계에서는 더 많은 백혈구를 생산해 외부에서 침입한 바이러스나 박테리아를 파괴하는 데 도움을 준다.
- 근육이 긴장하고, 피가 피부와 내장(심장과 폐는 제외)에서 근육으로 몰린다.
- 뇌, 심장, 근육으로 산소를 전달하기 위해 호흡이 가빠지고 약해진다.
- 몸에서 생성된 독소(톡신)를 제거하기 위해서 땀을 많이 흘린다.

---

* 한스 셀리에(Hans Selye) : 오스트리아 출신의 캐나다 내분비학자. 1936년에 '스트레스 학설'을 제시해 내분비학 영역에 새로운 분야를 개척했다. 저서로는 《생활 스트레스》가 있다.

- 방광과 대장 근육이 이완된다. 극도의 스트레스를 받으면 오줌을 싸거나 창자가 열린다. 또 많은 사람들이 필기시험이나 면접시험을 보기 전에 설사를 한다.
- 아드레날린이 직접 피 속으로 방출되고, 코르티솔 호르몬 수치가 상승하면서 에너지로 쓰는 혈당치도 올라간다. 상태가 이쯤 되면 몸이 활성화돼, 자동차 밑에 깔린 사람을 구하기 위해 자동차를 들어 올리는 등 슈퍼맨과 같은 힘을 발휘하기도 한다.

1단계가 지나가면, 몸은 다시 원래의 상태로 되돌아온다. 아드레날린 수치는 재빨리, 코르티솔 호르몬 수치는 천천히(몇 시간 내지 며칠이 걸리기도 한다) 원래대로 되돌아온다.

2단계 : 저항(resistance)

코르티솔 호르몬은 계속 에너지를 쓰기 위해 혈당치를 높이고, 혈압을 높이기 위해 나트륨을 확보함으로써 '싸우거나 도망가기 반응'을 계속 유지한다. 그 밖에 단백질, 지방, 탄수화물을 진행 중인 '전투'를 지원하는 데 필요한 에너지로 바꾸어 주는 역할도 한다. 코르티솔 호르몬 수치는 오랫동안 높은 상태를 유지한다. 몸은 대부분의 경우 지속적인 스트레스에 순응한다. 이것이 바로 뱃살이 생기는 이유다. 필요한 에너지를 계속 공급받기 위해 몸은 편리한 지방 창고를 확보해 둘 필요가 있고, 필요한 에너지를 충분히 저장해 두기 위해 식욕을 늘린다.

스트레스는 끊임없이 이어지고, 몸은 회복에 필요한 시간을 충분히 갖지 못한다. 마치 자동차를 운전하면서 줄곧—심지어 정지해 있을 때조차도—액셀러레이터에 발을 올려놓고 있는 것과 같다. 스트레스를 주는 상황이 끝나도 걱정과 두려움이 끊이지 않기 때문이다. 몸은 3단계에 이를 때까지 이런 상태를 유지한다.

아드레날린 수치

왜 스트레스 호르몬이 분비될 때 뱃살이 생기는지 그 이유를 알려면, 부신의 역할이 무엇인지 이해하는 것이 중요하다.

코르티솔과 아드레날린은 주요 스트레스 호르몬이다. 이들 호르몬은 신장 위에 있는 2개의 작은 샘, 즉 부신에서 만들어진다. 부신은 태어날 때부터 완벽하게 자리 잡고 있는 기관으로, 대동맥(aorta)뿐만 아니라 대정맥(vena cava)과도 가까이 있다. 따라서 몸이 스트레스를 받으면, 호르몬 메시지가 아주 빠른 속도로 혈액 속에 투입돼 온몸으로 퍼져 나간다. 또 간과 위장은 부신과 가까이 있기 때문에 코르티솔 호르몬이 촉발되면 재빨리 반응하고, 필요할 때 저장한 포도당을 방출해 곧바로 에너지를 공급한다. 모든 부신은 피질(cortex)과 수질(medulla) 두 부분으로 이루어져 있다.

피질

부신의 바깥 부분으로, 부신의 80~90%를 차지하며 스테로이드 호르몬인 코르티코스테로이드를 다음의 3가지 유형으로 분비한다.

■ 글루코코르티코이드

가장 중요한 글루코코르티코이드는 포도당 대사를 제어하고 지방과 단백질, 탄수화물의 대사를 통제하도록 돕는 코르티솔이다. 따라서 에너지와 갑상선 호르몬을 생산하고 면역체계에 영향을 미친다. 코르티솔은 하루 종일 혈액 속에서 분비되는데, 생산량뿐만 아니라 분비되는 주기와 시기도 매우 중요하다. 하루 일과를 시작하는 아침에 가장 많이 분비되며 잠자리에 드는 밤에 가장 적게 분비된다.

■ 미네랄 코르티코이드

가장 중요한 미네랄 코르티코이드는 몸속의 소금과 물을 조절하는 알도스테론이다. 이 호르몬은 나트륨을 재흡수하고 칼륨을 배출하는 신장의 기능을 도우며, 혈압을 높이는 데 영향을 미치는 여러 가지 호르몬 가운데 하나다.

■ DHEA

DHEA는 '디하이드로에피안드로스테론'의 줄임말이다. 에스트로겐이나 테스토스테론 같은 성호르몬의 활동을 억제하는 기능을 하며, 코르티솔 수치가 높아지면서 나타나는 결과들을 개선하는 역할을 한다. 그러나 만성 스트레스로 인해 코르티솔 수치가 높아질 때는 DHEA의 수치가 떨어진다. DHEA는 에너지 공급과 수면, 생리 전 증후군(PMS)의 억제, 성욕 등에 중요한 역할을 한다.

수질

부신의 안쪽 부위로 부신의 10~20%에 불과할 정도로 작다. 신경 조직으로 이루어져 있으며 '카테콜아민'이라는 호르몬을 분비한다. 카테콜아민은 아드레날린과 노르아드레날린으로 이루어져 있다.

■ 아드레날린

미국에서는 '에피네프린'이라고 한다. 전형적인 싸우거나 도망가기에 관여하는 호르몬이다. 혈관을 확장하고 혈압과 혈당치를 높이며, 심장 박동 수를 늘린다.

■ 노르아드레날린

미국에서는 '노르에피네프린'이라고 한다. 이 호르몬은 아드레날린과는 정반대로 혈관을 축소시키는 역할을 한다.

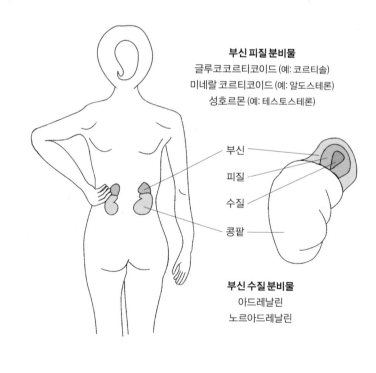

부신 피질 분비물
글루코코르티코이드 (예: 코르티솔)
미네랄 코르티코이드 (예: 알도스테론)
성호르몬 (예: 테스토스테론)

부신
피질
수질
콩팥

부신 수질 분비물
아드레날린
노르아드레날린

3단계 : 기진맥진(exhaustion)

스트레스의 마지막 단계다. 이 단계에서는 지나치게 혹사당한 몸이 제대로 기능을 하지 못하기 때문에 완전히 무너진 것과 유사한 상태다. 부신이 전투에서 패하자마자 코르티솔 수치가 바닥으로 추락하고 혈당치도 떨어진다. 이에 따라 에너지가 고갈되고 몸은 아주 허약해진다.

저항 극복

이제 '저항(2단계)'을 하는 데 수년씩 걸리는 것은 아주 일상적인 일이 되어 버렸다. 만일 뱃살이 찌고 있다면 '저항' 단계에 머물러 있다고 보면 된다. 당신의 몸은 끊이지 않는 스트레스의 융단 폭격에 대응하고, 매일 닥치는 위협과 걱정에 대처하며, 제대로 기능을 할 수 있도록 최선을 다하고 있다.

어떤 사람들은 평생—겉으로 보기에는 아주 기꺼이—을 저항만 하면서 살아간다. 그들은 패배해도 매번 회복하고, '아드레날린에 의존해서 살아가기'를 계속한다. 그러나 그들의 몸은 고통을 받고 있으며, 저항력이 두드러지게 떨어진 상태여서 큰 정신적 쇼크나 사고, 가까운 가족의 죽음을 경험하면 단번에 무너질 수 있다. 자칫하면 아주 사소한 일에도 몸은 곤두박질 칠 수 있다. 아주 끔찍한 일을 겪은 어떤 사람이 머리카락이 빠져(혹은 허옇게 세서) 다시 원래의 상태로 돌아오지 않는 것을 본 적이 있을 것이다.

이러한 현상은 흔히 '신체 쇠약'으로 알려져 있다. 이와 관련해서는 수많은 사례가 있다. 언젠가 스트레스가 많은 일에 종사하고, 다른 대다수 사람들처럼 정력을 여러 군데 낭비하고 있는 한 남자를 치료한 적이 있다. 그는 감기에 걸렸는데도 불구하고 주말 럭비 경기를 구경하고 밤늦게까지 친구들과 맥주를 마시러 가는 걸 아무렇지 않게 생각했다. 그러나 면역력이 떨어지고 만성적인 스트레스에 시달리는 그의 몸은 도저히 이런 일을 감당해 낼 재간이 없었다. 결국 그는 술집에서 쓰러져 병원으로 실려 갔다. 면역력이 떨어져 며칠 동안 몸이 완전히 마비되고, 몇 달 동안은 반신불수 상태로 지내야 했다. 1년이 지난 지금 그는 다시 일을 시작했지만, 그의 얼굴은 여전히 마비 상태이고 피곤하면 완전히 굳는다.

《생활 스트레스 *The Stress of Life* 》[1]의 저자이자 '스트레스 학설의 제창자'로 불리는 셀리에 박사는 다음과 같이 말한다. "어느 누구든 약간의 스트레스도 받지 않고 살아가기는 힘들다. 많은 사람들은 중병이나 정신적, 육체적으로 심각하게 상처를 입어야만 스트레스를 받는다고 생각할지 모른다. 하지만 그렇지 않다. 번잡한 횡단보도를 건너거나, 가뭄에 시달리거나, 심지어 너무 기뻐도 어느 정도는 스트레스를 받을 수 있다. 스트레스가 반드시 나쁜 것은 아니다. 스트레스는 인생의 양념일 수도 있다. 모든 감정과 행동은 스트레스를 일으키므로 이를 받아들일 준비를 해야 한다. 같은 스트레스라고 해도 어떤 사람에게는 고통을 불러일으키고 어떤 사람에게는 기운을 샘솟게 한다."

스트레스가 몸에 미치는 영향을 연구한 결과, 스트레스에 반응하는 방법이 사람마다 다르다는 사실이 밝혀졌다. 예를 들어 어떤 사람은 롤러코스터를 타는 것을 아주 좋아하고, 어떤 사람은 아주 싫어한다. 놀이기구를 타는 행위는 같지만, 사람마다 받아들이는 정도는 다르기 때문이다.

스트레스는 어떤 사람은 더 많이 먹게 만들지만, 또 어떤 사람에게는 거의 먹지 못하게 만든다. 어떤 사람은 스트레스를 받으면 식욕을 잃어 몸무게가 줄어드는 반면, 또 어떤 사람은 위험한 수준으로까지 몸무게가 불어난다. 이 책에서는 이 점을 가장 중시한다. 몸무게 관리의 핵심은 몸이 스트레스에 반응하고 대처하는 방법을 아는 것이다.

한 여성 집단에 스트레스를 주는 퍼즐을 낸 뒤, 그 결과를 뱃살이 많은 여성들과 적은 여성들을 나누어 비교하는 연구를 시행했다. 연구 결과, 뱃살이 많은 여성들이 스트레스를 받으면 더 많은 코르티솔 호르몬을 분비해, 스트레스를 더 많이 받으며 산다는 결과가 나왔다.[2]

아드레날린 질환

애디슨병과 쿠싱 증후군은 아드레날린으로 인한 대표적인 질환으로, 부신 기능의 이상 때문에 발병한다. 애디슨병은 부신이 파괴돼 피질에서 생성되는 호르몬이 모자라서 생기는 질환이다. 몸무게 감소, 근력 약화, 피로, 저혈압, 피부 흑화(黑化), 구역질, 설사, 어지럼증, 기분 저하, 졸음, 우울증 등의 증세가 나타난다.

반면 쿠싱 증후군은 부신 피질에서 호르몬이 너무 과잉 생성·분비돼 발생하는 질환으로, 뱃살 등으로 인한 몸무게 증가, 우울, 불면증, 성욕 감퇴, 고혈압, 인슐린 저항성, 당뇨병, 생리 불순 등의 증세가 나타난다. 증상의 대부분이 스트레스를 받아 코르티솔 호르몬이 과다 분비되었을 때 나타나는 몸의 변화와 유사하다. 쿠싱 증후군은 위험한 질환은 아니지만, 스트레스 호르몬이 너무 많이 분비됐을 때 발생하는 아주 미세한 몸매와 건강의 변화에도 민감하게 반응한다.

코르티솔,
뱃살 비만의 주범

코르티솔 호르몬은 식욕을 촉진하고 지방을 몸에 저장하며 뱃살을 만들도록 명령하는 역할을 한다.[3] 그럼에도 불구하고 코르티솔은 몸에 필요한 호르몬이다. 언제나 그렇듯이 문제는 균형이다.

코르티솔 수치는 스트레스를 받으면 예외 없이 상승한다(상승한 상태를 유지한다). 호르몬 수치가 높으면 몸은 더 많은 스트레스와 싸우는 데 필요한 에너지를 확보하기 위해 뱃살에 에너지를 계속 저장할 필요가 있다고 생각한다. 계속해서 스트레스를 받는 가운데 코르티솔 수치가 높아지는 것은 임박한 '공격'에 대처하기 위해 간에 저장한 포도당(에너지 연료)을 방출하라는 신호가 떨어졌음을 의미한다. 곧 코르티솔은 뱃살의 비만 세포에 연료로 쓸 지방을 혈관에 직접 배출하라고 명령한다. 포도당(설탕)과 지방은 싸우거나 도망가기 위해 분비되는데, 계속해서 책상에 앉아 있거나, 운전대를 잡고 있거나, 분을 삭이고 있으면 지방과 설탕은 소모되지 않는다.

그렇게 해서 혈당치가 높아지면 췌장은 인슐린 호르몬을 분비한다. 이런 현상은 곧 몸이 지방을 축적하고, 초콜릿과 같은 달고 기름진 것을 갈망하게 만든다. 따라서 당신이 냉장고로 향하는 이유는 자제력이 부족해서가 아니라 어쩔 수 없는 육체적 욕망 때문이다.

불행하게도 뱃살의 지방세포는 코르티솔을 많이 수용해(몸의 다른 부위보다 4배나 된다), 스트레스를 너무 많이 받아 코르티솔이 과다하게 분비되면 배 부위에 더 많은 지방을 쌓아 두라고 명령한다. 이 때문에 배가 다른 부위에 비해 더 살이 찌는 것이다.

스트레스의
징후들

스트레스를 일으키는 요인이 무엇이든, 스트레스를 받아 코르티솔 수치가 높아지면 다음과 같은 증상들을 경험하게 된다.

- 뱃살 증가
- 식욕 증가
- 초콜릿, 사탕, 빵, 케이크, 카페인, 알코올 탐닉 (특히 초콜릿이나 케이크 같은 탄수화물과 지방 혼합물을 찾게 된다. 이런 음식물이 칼로리가 더 높기 때문이다.)
- 오후 3~4시경에 졸음이 오고, 일의 능률을 높이기 위해 차나 커피 같은 것을 찾는다.
- 면역력 저하 (감기에 잘 걸리고 감염에 취약하다.)
- 두통
- 손톱이나 손톱 주위의 피부 물어뜯기

- 이 갈기 (이를 가는지 알 수 있는 가장 좋은 방법은 아침식사로 뮤즐리* 한 그릇을 먹는 것이다. 만일 턱이 아파서 먹지 못하면 치과의사에게 가서 이 갈이 방지용 보호대 착용 여부를 상의한다.)
- 고(高) 콜레스테롤
- 혈당 변화
- 소화계 이상 (위가 커지거나 가스가 찬다.)
- 가슴 통증 (가슴 통증을 느끼면 의사를 찾아가야 한다. 반대로 스트레스 호르몬이 가슴 통증을 줄일 수도 있다.)
- 근육통
- 어깨와 목의 통증 (스트레스 호르몬이 싸우거나 도망가기를 준비하기 위해 어떤 근육을 계속 긴장시킨다.)
- 탈모
- 생리 불순이나 중단 (생식 체계는 당신을 죽이지 않으면서 작동을 멈추는 유일한 체계다. 당신 몸이 스트레스를 받으면 몸은 에너지와 자원을 생식기관에서 빼낸다.)
- 집중력 저하, 건망증
- 의기소침
- 생리 전 증후군(PMS) 증가
- 신진대사 저하 (이 때문에 몸무게가 잘 줄어들지 않는다.)
- 성욕 감퇴
- 피로와 수면 곤란
- 밤에 잠들지 못하고 잠든 뒤에도 한밤중에 깨어 다시 쉽게 잠들지 못한다. 이

---

*뮤즐리 : 말린 곡식과 과일, 견과를 요구르트와 함께 섞은 음식.

때문에 정작 일어나야 하는 아침에는 눈을 뜨지 못한다. (이런 일이 생기는 것은 분비되는 코르티솔의 일일 주기가 변했기 때문이다. 코르티솔은 몸을 각성시켜 잠자리에서 일어나도록 분비돼야 하고, 밤에는 잠자리에 잘 들 수 있도록 하기 위해 분비를 멈춰야 한다.)

여성과 스트레스

불행하게도, 여성은 남성보다 스트레스에 훨씬 민감하다. 특히 정신적으로 더 많은 스트레스를 받고, 느긋하게 인생에 대처하지 못해 걱정하며 사는 경향이 있다. 환자 중에 맘껏 '나라 걱정'을 하는 여성들이 있다. 여성은 모든 일이 제대로 처리되어야 하고 모든 사람이 행복해지기를 본능적으로 원하는 것처럼 보인다. 우리는 언제나 다른 사람들, 특히 가족들을 생각하고 모든 사람들에게 뭐든지 해 주려고 노력한다. 하지만 이것은 분명 쉽지 않은 일이다. 아니 사실상 불가능하다. 이 때문에 심한 스트레스를 받게 된다.

그런데도 자신은 스트레스를 받지 않는다고 생각할지도 모른다. 단지 아이들을 부양하기 위해 스트레스를 많이 받는 일을 하고, 열심히 일을 하면 빚을 갚아 나갈 수 있다고 생각한다면, 일명 '바쁜 여자 증후군(hurried woman syndrome)'을 앓는 것일 수 있다. 미국 산부인과 전문의인 브렌트 보스트(Brent Bost) 박사는 단시간 내에 여러 가지 일을 하려는 25~45세 여성에게 바쁜 여자 증후군이 나타난다는 연구 결과를 내놓았다. 보스트 박사는 이 증후군을 겪는 여성은 자신의 일과 가족 생활, 가사, 나이 많은 친척을 돌보는 등의 일을 열정적으로 한다고 말했다. 다시 말해 끊임없이 스트레스에 시달린다는 것이다. 어떤 여성들은 여러 가지 스트레스에 노출되고, 어떤 여성들은 스트레스를 받으면 제대로 대처하지 못하고 과잉 반응한다. 하지만 어느 쪽이든 모두 코르티솔 호르몬을 과다하게 분비하는 것은 마찬가지다.

스트레스
측정하기

　스트레스를 받는다는 것을 어떻게 알 수 있을까? 우리 대부분은 건전한 사고방식을 갖고 있다고 생각하지만, 스트레스가 자신의 건강에 어느 정도 영향을 미치는지 아는 사람은 거의 없다. 스트레스를 측정하는 방법(실험실에서 하는 측정법은 파트 9에서 다룬다)은 다양하다. 간단하게 체크 리스트를 만들어 보는 것도 스트레스를 측정하는 좋은 방법이다.

　심리학자들은 흔히 '사회 재적응 등급 척도(SRRS: social readjustment rating scale)'를 이용해 왔다. 이 척도는 애초에 불안과 우울증 같은 스트레스와 관련된 문제를 겪는 사람들의 상태를 알아보기 위한 도구로 고안되었으나, 스트레스 지수를 측정할 수 있는 지표로 쓰이기도 한다.

　아래의 '스트레스 지수 체크 리스트'를 통해 지난 수년 동안 겪은 일들을 점수로 매긴 후 합산해 보자. 지난 1년 동안 한 번 이상 일어난 일이 있다면 일어난 횟수에다 점수를 곱하면 된다.

▪▪ 스트레스 지수 체크 리스트

스트레스 사건	점수	스트레스 사건	점수
배우자의 죽음	100	모기지론	35
이혼	73	책임과 의무의 증감	29
별거 (친밀한 사람과의 이별)	65	자식 분가	29
수감	63	시댁 식구와의 갈등	29
가까운 친척의 죽음	63	통근	29
부상이나 질병	53	배우자의 취업이나 실업	26
주택 구입이나 이사	50	학교(대학) 입학이나 졸업	26
결혼	50	주거 환경 변화	25
해고	50	습관 변화	24
아픈 가족 간호	47	직장 상사와의 갈등	23
배우자와 재결합	45	근무 시간이나 조건 변화	20
가족 건강과 행동의 변화	44	근무 환경 변화 (사무실 근무 등)	20
임신	40	여가 유형과 시간 변화	19
성생활의 어려움	40	사회적 활동 변화	18
입양이나 재혼으로 새 가족 얻기	39	주요 구매 (자동차 구입 등)	17
업무 변화	39	수면 질의 변화	16
재정 상태 변화	38	마음 맞는 가족 수의 변화	15
친한 친구의 죽음	37	공휴일	13
전직	36	크리스마스	12
부부 싸움 증가	35	경범죄 위반 (자동차 과속 등)	11

스트레스를 일으키는 연중 사건에 크리스마스를 포함시킨 것은 이상하지만, 이 체크 리스트를 통해 1년 내내 일어났던 사건에서 자신이 얼마나 스트레스를 받았는지 쉽게 계산해 낼 수 있다. 대다수 여성은 크리스마스에도 스트레스를 많이 받는다. 무슨 선물과 어떤 음식을 사야 할지, 시댁 식구들과 다른 친척들에게는 어떻게

대해야 할지 등으로 많은 스트레스를 받는다. 휴식을 취하면서 지내는 공휴일에도 스트레스를 받는다. 이것이 바로 많은 사람들이 공휴일을 문제 삼는 이유다. 준비하고, 짐을 싸고, 빈둥거리는 일에서도 많은 스트레스를 받는것이다. 경우에 따라서는 1~2주일을 집 밖에서 보내도 스트레스를 받을 수 있다.

- 점수가 0~149라면 지난 1년 동안 스트레스를 거의 받지 않았다는 뜻이다. 이 경우 스트레스로 인해 질병이 악화되거나 조만간 질병에 걸릴 확률은 30% 정도로 본다.
- 점수가 150~299라면 스트레스와 관련된 질병에 걸리거나 조만간 아프게 될 가능성이 50% 정도이므로, 지금 당장 검토해 통제할 수 있는 범위 내로 스트레스 수치를 줄여야 한다. 또 특별히 먹는 음식에 주의를 기울여야 한다. 파트 5의 스트레스를 해소하는 보충제와 약용 식물에 대한 정보를 참고하면 된다.
- 점수가 300이 넘으면 지난 1년 동안 스트레스를 많이 받은 것이므로 무엇보다 당장 자신을 돌봐야 한다. 이 정도 점수면 머지않아 스트레스와 관련된 질병에 걸릴 확률이 80% 정도로 추산된다. 이 경우 이 책에 적힌 권고 사항을 따라야 몸과 마음을 회복할 수 있다.

이 질문 양식이 유용하기는 하지만 문제점을 낱낱이 파악하게 해 주지는 못한다. 체크 리스트는 삶을 180도 바꿔 놓는 일명 '주요 스트레스 사건'으로 이루어져 있다. 그러나 정작 뱃살을 늘리고, 끊임없이 압박을 가하면서 일상에 영향을 미치며, 병원을 찾게 만드는 스트레스는 24시간 내에 해결해야 하는 매일 매일 반복되는 일상사다.

예를 들어 보자. 직장에 나가는 엄마가 아침 일찍 일어나 아이를 깨워 아침을 먹이고 옷을 입힌 뒤 자신도 옷을 입고 지각하지 않기 위해 정신없이 지하철을 탄다. 그녀는 하루 종일 스트레스를 받고, 자녀도 제대로 돌보지 못하는 '나쁜 엄마'라는 죄책감에 시달리며, 저녁과 주말에는 밀린 청소와 세탁, 쇼핑을 한다. 그녀의 일상은 엄마, 배우자, 연인, 딸, 직장 동료의 역할을 하기 위해 노력하느라 여념이 없다. 그 때문에 언제나 '자신을 위한 시간이 없다'고 느낀다.

이것이 여러분을 잠식하는 스트레스다. 이런 일들은 체크 리스트에 적혀 있는 일들, 즉 생활의 변화를 일으키면서 스트레스를 주는 사건들과 달리 밤낮을 가리지 않고 일어난다. 체크 리스트에 있는 사건들이 스트레스를 주는 것은 확실하지만, 그 사건들은 원인과 결과가 확실하다. 이에 반해 일상적인 스트레스는 해결의 실마리가 없는 듯 보인다. 할 일은 너무 많고 당신은 그 모든 일을 다 하려고 하기 때문이다. 그렇게 되면 우리의 몸은 전투를 멈추지 않고 있다고 생각해 만성적으로 코르티솔 수치를 늘리게 된다.

여러분은 다음과 같은 것에 의존해 스트레스를 해결하려고 할지도 모른다.

● 과식 (특히 단 음식, 초콜릿, 케이크, 빵 등)
● 과음
● 커피나 차 마시기
● 과잉 쇼핑 (스트레스 해소를 위한 소비 요법)
● TV 과잉 시청 (사고 능력 정지)
● 흡연

이 밖에 무기력증, 발작적인 울부짖음, 타인을 향한 공격, 불안증 등을 겪을지도 모른다.

해결책
찾기

생활에 일대 변화를 일으키는 이런 스트레스를 모두 해소하려고 힘을 써 보지만 뱃살은 여전히 줄어들지 않는다. 왜? 몸이 몸무게를 줄여도 될 정도로 안전하고 더 이상의 위협은 없다는 메시지를 전달받으려면 시간이 필요하기 때문이다. 인간의 몸은 오랫동안 적자생존 방식을 유지해 왔기 때문에 그 방식을 어느 정도 지속한다.

이것이 바로 나쁜 뉴스다.

다행스러운 것은, 몸은 적응이 빠르다는 사실이다. 몸무게에 변화가 나타날 때 제일 먼저 빠지는 곳이 뱃살이다. 몸은 새로운 메시지를 받으면 자체적으로 치유할 수 있고, 다른 방식으로 작동하는 법을 배운다. 이 책에서 제안하는 대로 3개월 동안 따라 하다 보면, 몸은 탈바꿈할 것이고 그렇게 한번 빠진 뱃살은 다시 붙지 않을 것이다. 왜냐하면 그때부터는 생활이 빡빡해지고 스트레스를 일으키는 일을 겪는다 싶으면 재빨리 그 징조를 알아차리고 무엇을 해야 할지 알게 될 것이기 때문이다.

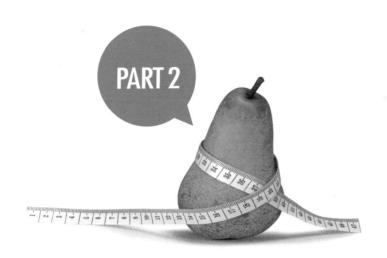

PART 2

좋은
혹은
나쁜
몸의 지방

지방세포가
하는 일은?

먼저 우리 몸에 있는 지방이 모두 나쁜 것은 아니라는 사실을 알아야 한다. 지방은 우리 몸에 꼭 필요한 성분이다. 우리 몸을 추위로부터 보호해 주고, 피부와 동맥을 유연하게 해 주는 등 몸이 움직이는 데 결정적인 역할을 한다. 지방은 또한 쿠션역할을 해서 몸의 장기를 보호하고, 손쉽게 에너지로 쓸 수 있는 축적된 자원이기도하다. 그러나 지방이 너무 많이, 적당하지 않은 장소에 지나치게 축적되면 수명을단축시킬 수도 있다.

지방세포에 관한 진실

지방세포는 엄마 자궁에 있을 때부터 생성되기 시작해 사춘기까지 계속 만들어지며, 불행히도 여성이 남성보다 많다. 남성의 몸에는 260억 개의 지방세포가 있는 반면, 여성의 몸에는 350억 개의 지방세포가 있다. 여성은 보통 27%가 비만인 데 비해 남성은 15%만이 비만이다. 이는 생물학의 잔혹한 술책 때문이 아니라 인간이 진화를 거치면서 변한 것이다.

지방은 아기를 만드는 데 없어서는 안 될 요소다. 그래서 조물주는 현명하게도 임신했을 때를 대비해 여성의 몸이 지방을 저장하도록 만들었다. 지방은 배란에 꼭 필요하다. 만일 여성의 몸에 지방이 적으면 생리가 끊어질 수도 있다. 조물주는 바보가 아니다. 만일 어떤 여성의 몸에 지방이 부족하고 음식을 적게 섭취한다고 판단하면, 몸은 임신이 좋은 생각이 아니라는 결론을 내릴 것이다.

사춘기가 되면 정해진 지방세포가 할당된다. 공급되는 지방세포의 크기와 관계없이 몸에 있는 세포의 숫자는 항상 같다. 살이 찌면(몸이 저장을 하기 위해서 음식을 지나치게 많이 먹으면) 지방세포를 새로 얻는 것이 아니라, 기존의 지방세포의 속을 '채우는' 것이다. 아무리 살이 많이 쪄도 지방세포의 숫자는 늘어나지 않는다. 몸속에 있던 지방세포의 크기가 불어날 뿐이다. 지방세포는 가장 작을 때에 비해 6배가량 커진다. 반대로 살이 빠질 때는 지방세포의 크기가 줄어든다.

* 주의 : 모든 규칙에는 예외가 있듯이 임신 기간에는 새로운 지방세포를 만들어 낼 수 있다.

체중보다
체지방에 주목하라

몸이 과체중인지 여부를 아는 데 가장 널리 쓰이는 방법은 체질량 지수(BMI: Body Mass Index)다. BMI는 몸무게(kg)를 키의 제곱(㎡)으로 나눈 값이다. 예를 들어 몸무게가 63.5kg이고 키가 1.68m라면, BMI는 63.5÷1.68×1.68=22.5가 된다. 이 수치(대개 20~40)를 통해 비만 정도를 파악할 수 있다.

▪▪ BMI의 의미

20 이하	저체중
20~25	정상
25~30	과체중
30~40	비만
40 이상	고도 비만

놀랍게도 오늘날 영국인들의 BMI 평균은 24.5, 즉 '과체중'에 가까운 '정상'이다. 영국인들은 비만으로 시달리고 있는 게 분명하고 성인 3명 가운데 1명 정도가 식사

와 생활습관을 근본적으로 바꾸지 않으면 15년 내에 '고도 비만'이 될 것이다.

영국에서는 비만으로 인해 생긴 심장병과 뇌졸중, 당뇨병 등으로 매년 적어도 3만 명이 사망한다. BMI가 25(영국 여성의 60%, 남성은 70%에 해당)라면 BMI가 22인 사람보다 당뇨병에 걸릴 위험성이 5배나 높다. 또 만일 BMI가 30(영국 여성의 20%, 남성은 22%에 해당)이라면 BMI가 22인 사람에 비해 당뇨병에 걸릴 확률이 28배나 높다.[1] 과체중이 얼마나 건강에 해로운지 확실하게 보여 주는 실례라 할 수 있다.

BMI를 건강 지표로 쓰지 못하는 것은 지방과 뼈, 기관, 근육 등의 편차를 반영하지 못하기 때문이다. 근육은 지방보다 무게가 더 나가기 때문에 지극히 건강한 사람이 비만인 사람보다 BMI 수치가 높게 나오는 경우도 있다. 마찬가지로 극도로 비만이어도 BMI 수치가 낮게 나와 과체중으로 잘못 인식될 수 있다. 따라서 BMI 수치만 가지고 건강을 판단하기는 어렵다. 지방이 몸의 어느 부위에 축적돼 있느냐를 고려하는 것이 가장 중요하다.

그렇다면 몸속의 지방은 어떻게 측정할 수 있을까? 요즘은 어느 헬스클럽이든 지방 측정기를 갖추고 있다. 가격도 목욕탕 저울 정도로 저렴하다. 기계의 두 손잡이를 두 손으로 잡거나 맨발로 저울 위에 서 있기만 하면 된다. 그러면 전류가 한 손에서 다른 손까지 아프지 않게 흐르고, 이때 전류가 흐르는 데 걸리는 시간을 측정한다. 전류는 지방이 많은 피부보다 적은 피부에서 훨씬 잘 흐른다. 따라서 몸에 근육이 많을수록 전류가 더 빨리 흐르고, 몸에 지방이 많을수록 전류가 느리게 흐른다. 전류가 흐르는 속도가 '지방 양' 수치로 환산되는 것이다. 이 방법은 통증이 전혀 없고 아주 정확하다.

:: 체질량 지수(BMI) 도표

		키(cm)																
		142	145	147	150	152	155	158	160	163	165	168	170	173	175	178	180	183
	40	20	19	19	18	17	17	16	16	15	15	14	14	13	13	13	12	12
	41	20	20	19	18	18	17	16	16	15	15	15	14	14	13	13	13	12
	42	21	20	19	19	18	17	17	16	16	15	15	15	14	14	13	13	13
	43	21	20	19	19	18	17	17	16	16	15	15	15	14	14	13	13	13
	44	22	21	20	20	19	18	18	17	17	16	16	15	15	14	14	14	13
	45	22	21	21	20	19	18	18	18	17	17	16	16	15	15	14	14	13
	46	23	22	21	20	20	19	18	18	17	17	16	16	15	15	14	14	13
	47	23	22	22	21	20	20	19	18	18	17	17	16	16	15	15	15	14
	48	24	23	22	21	21	20	19	19	18	18	17	17	16	16	15	15	14
	49	24	23	23	23	22	21	20	20	19	18	18	17	17	16	16	15	15
	50	25	24	23	22	22	21	20	20	19	18	18	17	17	16	16	15	15
	51	25	24	24	23	22	21	20	20	19	19	18	18	17	17	16	16	15
	52	26	25	24	23	23	22	21	20	20	19	18	18	17	17	16	16	16
	53	26	25	25	24	23	22	21	21	20	19	19	18	18	17	17	16	16
	54	27	26	25	24	23	22	22	21	20	20	19	19	18	18	17	17	16
	55	27	26	25	24	24	23	22	21	21	20	19	19	18	18	17	17	16
	56	28	27	26	25	24	23	22	22	21	21	20	19	19	18	18	17	17
	57	28	27	26	25	25	24	23	22	21	21	20	20	19	19	18	18	17
	58	29	28	27	26	25	24	23	23	22	21	21	20	19	19	18	18	17
	59	29	28	27	26	26	25	24	23	22	22	21	20	20	19	19	18	18
	60	30	29	28	27	26	25	24	23	23	22	21	21	20	20	19	19	18
	61	30	29	28	27	26	25	24	23	23	22	21	21	20	20	19	19	18
	62	31	29	29	28	27	26	25	24	23	23	22	21	21	20	20	19	19
	63	31	30	29	28	27	26	25	25	24	23	22	22	21	21	20	19	19
몸	64	32	30	30	28	28	27	26	25	24	24	23	22	21	21	20	20	19
무	65	32	31	30	29	28	27	26	25	24	24	23	22	22	21	21	20	19
게	66	33	31	31	29	29	27	26	26	25	24	23	23	22	22	21	20	20
(kg)	67	33	32	31	30	29	28	27	26	25	25	24	23	22	22	21	21	20
	68	34	32	31	30	29	28	27	27	26	25	24	24	23	22	21	21	20
	69	34	33	32	31	30	29	28	27	26	25	24	24	23	23	22	21	21
	70	35	33	32	31	30	29	28	27	26	26	25	24	23	23	22	22	21
	71	35	34	33	32	31	30	28	28	27	26	25	25	24	23	22	22	21
	72	36	34	33	32	31	30	29	28	27	26	26	25	24	24	23	22	21
	73	36	35	34	32	32	30	29	29	27	27	26	25	24	24	23	23	22
	74	37	35	34	33	32	31	30	29	28	27	26	26	25	24	23	23	22
	75	37	36	35	33	32	31	30	29	28	28	27	26	25	24	24	23	22
	76	38	36	35	34	33	32	30	30	29	28	27	26	25	25	24	23	23
	77	38	37	36	34	33	32	31	30	29	28	27	27	26	25	24	24	23
	78	39	37	36	35	34	32	31	30	29	29	28	27	26	25	25	24	23
	79	39	38	37	35	34	33	32	31	30	29	28	27	26	26	25	24	24
	80	40	38	37	36	35	33	32	31	30	29	28	28	27	26	25	25	24
	81	40	39	37	36	35	34	32	32	30	30	29	28	27	26	26	25	24
	82	41	39	38	36	35	34	33	32	31	30	29	28	27	27	26	25	24
	83	41	39	38	37	36	35	33	32	31	30	29	29	28	27	26	26	25
	84	42	40	39	37	36	35	34	33	32	31	30	29	28	27	27	26	25
	85	42	40	39	38	37	35	34	33	32	31	30	29	28	28	27	26	25
	86	43	41	40	38	37	36	34	34	32	32	30	30	29	28	27	27	26
	87	43	41	40	39	38	36	35	34	33	32	31	30	29	28	27	27	26
	88	44	42	41	39	38	37	35	34	33	32	31	30	29	29	28	27	27
	89	44	42	41	40	39	37	36	35	33	33	32	31	30	29	28	27	27
	90	45	43	42	40	39	37	36	35	34	33	32	31	30	29	28	28	27

44

적당한 지방 양

지방 양은 사람마다 차이가 많고, 앞서 언급했듯이 여성이 남성보다 몸에 더 많은 지방을 쌓아 둔다. 게다가 나이가 들면서 몸에 지방이 더 많아지고, 운동량이 줄어들면서 근육 양도 줄어든다.

▪▪ 몸의 적정 지방 비율

나이	적정 지방 비율
18~29	19~24
30~39	20~26
40~59	21~28
60~79	22~29

그렇지만 미래의 건강과 행복을 결정하는 가장 중요한 수치는 BMI나 몸의 지방 비율이 아니라 엉덩이와 허리의 비율이다. 복부 주위의 지방 양을 가장 잘 알 수 있고, 뱃살과 관련된 모든 건강의 적신호를 판가름할 수 있는 가장 좋은 지표가 바로 엉덩이와 허리의 비율이다.

비상용 타이어에 뱃살의 지방 덩어리를 꽉 끼게 할 수 있다면 왜 이 책에서 추천하는 방법을 따라야 하는지 따로 설명할 필요가 없을 것이다. 그러나 그러기 위해서는 약간의 준비 과정이 필요하다. 또 우리 모두가 슈퍼모델처럼 되지는 않는다.

먼저 줄자로 허리의 가장 가는 부위를 잰 뒤 엉덩이의 가장 넓은 부위와 비교해 보자. 허리 사이즈를 엉덩이 사이즈로 나눈 뒤 허리와 엉덩이의 비율이 얼마인지 알아보자.

예를 들어 허리가 86㎝에 엉덩이가 94㎝이면 86÷94=0.9이다. 허리와 엉덩이 비율이 0.8 이상이면 항아리 모양의 몸매를 가졌으니 계속해서 이 책을 읽을 필요가 있다. 0.8 이하이면 서양배 모양의 몸매이니 이 책을 필요한 친구에게 줘 버리면 된다. 몸무게와 BMI가 같고 심지어 체지방률마저 같은 여성이라도 넓적다리나 엉덩이보다 복부에 살이 많다면 심각한 질병에 시달릴 위험이 더 크다.

허리와 엉덩이의 비율은 잠재적 문제들을 파악하는 데 유용하고 손쉬운 지표지만 종종 그 중요성을 간과하는 의사들이 있다. 건강 검진을 할 때 몸무게와 키는 측정하지만 허리둘레는 재지 않는다. 왜 그럴까? 한 저널의 논문에 따르면, 허리둘레를 재고 다이어트와 신체 운동에 관해 이야기하는 것보다 플라스마(혈장) 인슐린 수준을 알려 주고 인슐린 증감제를 처방하는 것이 더 편하기 때문이다.[2]

부풀어 오른 허리선

영국 보건부의 2005년 통계에 따르면 영국은 이제 역사상 가장 비만한 위를 가지고 있다. 2004년 여성의 허리선이 1993년에 비해 평균 4.1㎝ 늘어 86.6㎝가 됐고, 남성의 허리선은 평균 3.8㎝ 늘어 97.5㎝가 됐다. 2004년 통계에 따르면 1951년에서 2005년 사이에 여성의 허리는 16.5㎝가 늘어났다. 여기서 영국 국립 통계청이 조사한 키나 가슴, 엉덩이 등 다른 부위의 변화와 비교해 보자.

	1951	2004	변화
키	1.60m	1.63m	3cm
가슴	93cm	96cm	3cm
엉덩이	98cm	101cm	3cm
허리	69cm	85cm	16cm

키는 커졌고 몸도 우람해졌다. 하지만 키와 가슴, 엉덩이가 고작 3㎝ 정도 커지는 동안 허리는 16㎝나 굵어졌다. 한마디로 말해 전통적인 모래시계(혹은 서양배) 모양의 체형이 바뀌었다는 것이다. 여성의 몸이 항아리 모양으로 바뀌면서 질병에 걸릴 위험에 더 많이 노출되고 있다.

복부 비만은
독

　과학자들은 지방이 에너지를 저장하는 데 유용한 형태라고 생각한다. 먹을 것을 충분히 확보하는 것은 생존을 위해서 가장 중요한 일이다. 적에게 공격을 받거나 굶주렸을 때 지방세포에서 아주 쉽게 에너지를 확보할 수 있다. 그러나 과학자들은 지난 몇 년 사이 지방은 호르몬을 분비하는 내분비 기관처럼, 호르몬을 생산하는 지능을 가지고 있다는 사실을 밝혀냈다.[3]

　지방은 혈액 응고 작용제 같은 화학적 전달자를 정렬시키고 혈관을 축소시키는 물질과 혈압을 올리는 혈관 축소제, 염증을 일으키는 물질, 배고픔을 통제하는 호르몬과 분자를 생산한다. 또 지방세포는 몸 안에서 염증을 일으키는 면역반응을 유발할 수도 있다. 진화론적 관점에서는 축적된 지방이 염증반응을 일으켜 감염과 싸우도록 돕는 역할을 한다. 이 밖에도 에스트로겐과 종양 괴사 인자인 알파와 레지스틴―인슐린의 기능을 방해하는 물질―을 분비한다.

불행히도 몸의 지방은 모두 똑같은 방식으로 활동하지 않는다. 뱃살 주위의 지방(내장 지방)은 스스로 생각하는 지능을 가지고 있다. 이 지방은 다른 부위의 지방보다 신진대사 활동이 왕성하고, 심장 질환과 고혈압, 심장마비, 암, 당뇨병에 걸릴 위험을 높인다. 이 때문에 '독성 지방'으로 불린다. 엉덩이와 대퇴부 주위의 서양배 모양 지방은 이와 다른 방식으로 작동하고 상대적으로 활동도 활발하지 않다.

가장 활발하게 활동하는 것은 허리 주위의 지방세포다. 이들 지방세포는 아주 적은 분량으로도 매우 유용한 물질을 분비하는데, 이 유형의 지방세포가 지나치게 많이 활성화되면 몸의 균형에 미묘한 변화가 생길 수 있다. 인슐린을 사용하는 방식에 영향을 미칠 수 있고, 혈압을 올리며, 콜레스테롤 수치를 높일 수 있다.

복부의 지방세포는 저장되었다가 재빨리 분해되고 '공격을 받을 때'는 여분을 필요로 한다. 그 결과 지방산을 혈액 속에 넣어 혈액 지방과 혈당 수치가 높아진다. 이와 같은 방식은 생명이 위험에 처했을 때는 유용하지만, 그렇지 않을 때는 당뇨병(혈당의 경우)과 심장병(지방의 경우)에 걸릴 위험을 높인다.

지방세포의 유형

피하 지방이나 주변 지방은 피부 아래에 축적돼 혹독한 날씨를 견디게 하는 절연체 역할을 하거나 딱딱한 의자에 편안히 앉아 있을 수 있도록 쿠션 역할을 한다. 엉덩이와 넓적다리 주위에 있는 이런 종류의 지방은 상대적으로 덜 해롭다.

내장 지방이나 중앙 지방은 심장, 간, 콩팥, 뇌, 척수 등과 같은 몸의 가장 중요한 장기에 가해진 충격을 완화하는 방패 역할을 한다. 내장 지방은 장기들을 보호하기 위해 필요하지만 중앙 지방이 너무 많으면 문제를 일으킬 수 있다. 이 지방 중 일부는 몸 깊숙이 있어 볼 수가 없다. 이 지방이 바로 우리 몸을 항아리 모양으로 만든다.

어린이의 몸은 쭉 뻗어 있고 허리선이 없다. 작은 항아리 모양이다. 남자 아이들은 어른으로 성장하면서 모양을 그대로 유지하는 경향이 있다. 반면 여자 아이들은 사춘기가 되면 몸매가 항아리 모양을 유지하거나 서양배 모양으로 바뀐다. 그렇게 되는 원인은 대체로 유전적인 요인 때문이다. 여성이 서양배 모양의 몸매를 가지는 것은 에스트로겐 호르몬 때문이다. 에스트로겐 호르몬은 몸매를 더 여성적이고 미끈하게 만들어 모래시계 모양이 되도록 해 주며, 출산과도 관련이 있다. 항아리 모양의 몸매를 가진 여성은 테스토스테론 호르몬 때문에 더 남성적이 된다. 이런 차이는 그 자체는 문제가 되지 않는다. 문제는 항아리 모양 몸매의 여성이 몸무게가 늘어날 때다. 몸무게가 늘면 십중 팔구 앞서 얘기했던 건강에 적신호가 되는 허리 살 주변의 내장 비만이 생기기 때문이다.

뱃살 지방은
만병의 근원

어느 정도 뱃살이 나오면 건강에 문제가 생기게 마련이다. 과학자들은 항아리 모양의 뱃살 지방으로 인해 발생하는 건강상의 문제를 '대사 증후군', 'X 증후군' 혹은 '인슐린 저항성'으로 부른다.

가장 큰 문제는 뱃살 지방이 도미노 현상처럼 몸의 다른 부위에까지 문제를 일으킬 수 있다는 점이다. 단순히 외모 문제로만 생각했던 것이 순식간에 심장병이나 당뇨병, 뇌졸중, 고혈압, 심지어 암과 같은 광범위하고 재앙을 불러일으키는 중차대한 일이 될 수도 있는 것이다.

그렇다면 도미노 효과는 어떻게 시작되는가?

답은 코르티솔 호르몬에 있다. 알다시피 코르티솔 수치가 높다는 것은 혈당(포도당) 수치가 높다는 뜻이다. 몸이 임박한 공격에 대처하기 위해 충분한 연료를 확보해야 하기 때문이다. 혈당 수치가 높아지면 우리의 몸은 혈액 속의 포도당을 세포 속으로 옮기기 위해 췌장에서 인슐린을 분비한다. 이때 싸우거나 도망가기 위한 에너지가 필요 없으면, 실행되지 않은 메커니즘은 포도당을 지방으로 저장하게 된다.

만일 계속해서−대부분의 경우 그렇듯이−스트레스를 받으면 코르티솔 수치는 떨어지지 않을 것이고, 몸은 간이나 근육에 축적된 당을 분해함으로써 계속 혈당 수치를 올리려고 할 것이다. 설탕과 카페인을 갈구하는 것은 바로 이 때문이다. 우리의 몸이 계속 재충전하라고 다그치는 것이다.

혈액 속에 포도당, 즉 혈당이 더 많아지면 이를 처리하기 위해 인슐린도 더 많이 분비된다. 그런 과정이 계속 반복돼도 한동안은 문제가 생기지 않는다. 몸은 기름이 잘 쳐진 기계와 같아서 혈당이 오르락내리락 요동을 쳐도 잘 감당한다. 그러나 시간이 지나면 몸은 예전과 같은 방식으로 인슐린을 분비하지 못한다. 몸을 너무 자주 한계점으로 몰아붙이면 인슐린에 견디지 못하게 되는, 이른바 인슐린 저항성이 생길 수도 있다.

인슐린 저항성

인슐린은 혈당뿐만 아니라 지방도 조절한다. 인슐린은 간이나 근육 세포 속에 포도당 형태로 쌓인 당이 근육을 형성하도록 돕는다. 스트레스를 받으면 코르티솔이 몸에 에너지를 축적하지 말라는 명령을 내린다. 왜냐하면 우리의 몸이 싸우거나 도망치려면 에너지가 필요하다고 코르티솔이 판단하기 때문이다. 이는 세포가 게을러지면 인슐린에 반응하지 않는 것과 같다. 지방세포는 혈관 속으로 더 많은 지방을 쏟아 넣는다. 간세포는 더 많은 포도당을 생산하고, 근육 세포는 간이 아미노산을 당으로 전환할 수 있도록 단백질을 아미노산으로 분해한다.

우리의 몸은 어느 상황까지는 아주 훌륭하게 적응하지만 그 이후에는 수많은 문제들이 생길 수 있다. 인슐린 저항성이 그 시작이다. 인슐린 저항성은 자전거 바퀴살의 중추처럼 모든 문제의 출발점이다.

 항아리 부풀리기

앞에서 살펴보았듯이 여성들은 모든 연령을 막론하고 이런저런 이유로 뱃살이 찐다. 특히 살아가는 동안 다른 어느 때보다 심하게 몸매가 바뀔 때가 있다. 임신, 출산 후, 모유 수유 중이나 폐경기가 바로 그 시기다.

임신

몸에 지방을 축적하라는 메시지가 가장 강력해지는 때는 임신을 했을 때다. 여성들은 살면서 그 어느 때보다 임신 중에 혈당 문제에 더 예민해진다. 예컨대 임신 기간 중에 생기는 임신성 당뇨병은 대개 출산과 함께 없어진다. 하지만 임신성 당뇨병을 앓은 여성의 절반가량은 출산 후 10~15년 내에 제2형 당뇨병을 앓을 가능성이 높다.[4] 임신성 당뇨가 생기면 임신 중에 몸무게가 늘어날 가능성이 높고, 몸무게가 많이 나가는 아이를 낳는다. 혈당 수치가 높으면 아이가 더 빨리 성장하기 때문이다.

건강한 임신일지라도 코르티솔 수치가 올라가는데, 특히 임신 막달에는 최고조에 달해[5] 혈당치가 들쭉날쭉할 수 있다. 임신 중에 코르티솔 수치가 올라가면 인슐린 작용에 문제가 생긴다. 그래서 대부분의 여성들은 임신 중에 인슐린 저항성이 되고 극소수이기는 하지만(많게는 4%까지) 임신성 당뇨병을 앓게 된다.

35세가 넘는 여성이 임신하면 임신성 당뇨병을 경험할 확률이 높다. 이러한 사실로 미루어 볼 때, 왜 나이가 들어 임신한 여성은 임신성 당뇨병으로까지 악화되지는 않더라도 젊은 여성에 비해 뱃살이 쉽게 빠지지 않는지 이해할 수 있을 것이다.

임신 중에 코르티솔 수치가 높은 여성이 낳은 아이는 10살 때까지 코르티솔 수치가 높을 수 있다는 사실이 밝혀졌다. 이는 곧 아이가 심리적인 문제를 겪는다는 뜻이다. 어떤 전문가들은 임신 중의 여성이 흡연이나 음주를 해서 태아에게 부정적인 영향을 끼친 탓이라고 주장하기도 한다.[6]

출산 후에도 코르티솔 수치가 높은 여성은 몸무게를 줄이기가 더욱 어렵다.[7] 하지만 이 책에서 제시한 충고를 3개월 정도 실천하면 몸무게를 정상으로 회복할 수 있다.

만약 이미 아이를 출산했고 또다시 아이를 가질 생각을 한다면, 임신하기 전에 뱃살을 없애는 것이 중요하다. 그렇게 해야 하는 2가지 이유가 있다. 우선 살이 찐 상태에서는 건강한 임신이 불가능하고 몸무게가 늘어나며, 고혈압 위험이 높아진다. 정맥류와 같은 질병을 앓을 수도 있다. 둘째 인슐린 수치가 높은 상태에서 임신하면 임신 내내 몸무게가 늘어나 부종이 생길 수 있고, 출산한 뒤에도 비만하거나 임신성 당뇨병, 제2형 당뇨병을 앓을 수 있다.[8]

노산

30대 후반이나 40대 초반에 임신하면 뱃살을 줄이는 것이 더 어렵다는 사실을 알 것이다. 그 이유는 여성의 몸은 자신도 모르는 사이에 폐경을 준비하기 때문이다. 모유 수유를 한 탓에 호르몬이 오르락내리락하면서 35세의 젊은 나이에 안면 홍조가 생기고, 잠을 잘 때 식은땀을 흘리게 될 것이다. 모유 수유를 멈춰도 생리를 다시 시작하지 않거나, 한두 번 정도 다시 생리를 하다가 영원히 멈추는 수도 있다. 이처럼 몸에 분명하고도 갑작스러운 변화가 생기는 것은 임신 기간 중 호르몬이 급격하게 상승했기 때문이다. 호르몬은 생리 중 몇 달 동안은 급격히 치솟다가 출산 후 급감한다. 몸은 아이를 기르는 데 도움을 줄 수 있도록 임신 기간 중에 가급적 많은 지방을 축적하려고 투쟁한다.

모유를 먹이기 위해서는 매일 650kcal나 그 이상의 칼로리가 필요하다. 모유 수유 기간에는 프로락틴 호르몬(뇌하수체 전엽에서 분비되어 생식기관·유선 따위의 기능을 촉진하는 성호르몬—옮긴이 주)이 많이 분비돼 배란을 막고, 일정 기간 다시 임신이 되는 것을 막아 준다. 이는 임신과 수유 기간에는 난소가 거의 '휴면 상태'라는 뜻이다. 30대 후반이나 40대 초반에 임신한 여성의 경우 수유를 멈추고 조기 폐경이 되면 난소는 다시 '가동'하지 않는다.

일단 폐경이 되면 불어난 뱃살은 거의 줄어들지 않는다. 지방이 에스트로겐을 만드는 공장 역할을 하기 때문이다. 폐경이 되면 에스트로겐 수치가 떨어지고, 이후에는 지방세포에서 에스트로겐을 생산해 뼈를 보호하고 골다공증을 예방한다. 이것은 여성을 보호하기 위해 고안된 아주 훌륭한 시스템이지만, 그로 인해 먹고 운동하는 것만으로는 끈덕지게 달라붙는 지방을 떼어 내기가 어렵다.

임신과 출산은 그 자체로 심한 스트레스를 받는 일이다. 출산한 갓난아기와 함께 큰아이를 돌보아야 한다면 스트레스는 더욱 커진다. 이런 육체적인 활동은 나이가 들수록 더 힘이 든다. 나이 들어 출산을 하면 몸은 젊었을 때만큼 쉽게 회복되지 않는다. 게다가 나이가 들면 기력도 예전 같지 않다. 그래서 빨리 기력을 회복하려고 간편하고 칼로리가 높은 음식과 음료를 찾게 된다. 부양할 가족이 있다 보니 제대로 먹을 것을 마련할 시간과 여력이 없기 때문이다. 불가항력적이고 그럴 수밖에 없다. 그러나 몸이 무의식적으로 받아들이는 메시지는 아주 명백하다. '스트레스가 극도에 이르렀으니 수단과 방법을 가리지 말고 지방을 저장하라!'

폐경

나이가 들수록 몸무게가 늘어나는 건 당연지사다. 움직임이 줄어드는 데다가 자연적으로 근육이 줄어들어 지방을 태우기 어려워진다. 이 같은 현상은 남성과 여성 모두에게 해당하지만, 여성은 여기에 폐경으로 인한 호르몬의 변화가 더해진다.

폐경이 되기 10~15년 전에 준(準)폐경(peri-menopause)이 시작될 수 있다. 대부분의 여성들에게서는 아무 증세도 나타나지 않는다. 허리 살이 늘어나고 생리가 불규칙해지면서 난소의 기능이 떨어지는 것을 빼고는 말이다. '폐경' 하면 배가 나온 '유한마담'이 떠오르지만 그렇다고 꼭 당신까지 그렇게 될 필요는 없다.

폐경은 진퇴양난의 상황을 만든다. 난소가 에스트로겐 호르몬을 점점 더 적게 분비하면서 우리의 몸은 골다공증이 생기는 것을 막기 위해 다른 곳에서 에스트로겐 호르몬을 만들려고 노력한다. 알려진 대로 덩치가 크고 뚱뚱한 여성일수록 더 많은 에스트로겐 호르몬을 만든다. 에스트로겐 호르몬 수치가 높으면 골다공증 위험이 줄어들지만 너무 높으면 유방암에 걸릴 위험이 커진다.

문제는 균형이다. 건강의 최종 목표는 유방암에 걸리지 않으면서 뼈를 보호할 수 있을 정도로 알맞은 에스트로겐 호르몬을 분비하는 것이다. 폐경은 많은 여성에게 그 자체만으로도 스트레스를 주는 일이다. 서구 문화에서는 폐경을 부정적인 상태, 곧 상실의 시기로 여겼다. 생리가 끊어졌다는 것은 더 이상 아이를 낳을 수 없다는 뜻이다. 특히 아이를 낳지 못하는 여성에게는 가슴에 사무칠 정도로 통렬한 아픔이었을 것이다. 폐경과 함께 여성은 아이가 집을 떠나는 '빈 둥지 증후군(empty nest syndrome)'을 겪게 된다. 늙고 병든 부모를 돌보면서 자신의 역할이 무엇인지, 이 일이 언제 끝날지 회의를 느낄지도 모른다. 이런 일련의 일들은 스트레스를 가중시킨다.

하지만 대부분의 전통적인 문화에서는 폐경을 긍정적으로 여겼다. 여성은 지위를 얻고 '현명한 여성'으로 대접받았다. 또 여러 세대가 함께 산다는 것은 나이 든 친척을 전적으로 돌봐야 하는 책임이 없고 자녀들을 멀리 떠나보낼 필요가 없다는 것을 의미한다.

앞에서도 언급했듯이 스트레스를 받으면 분비되는 코르티솔 호르몬은 불행하게도 남성 호르몬을 여성 호르몬인 에스트로겐으로 바꾸는 아로마타제 효소의 활동을 활성화시킨다. 이 때문에 뱃살이 늘어나고[9], 유방암 발병 위험이 높아진다.

결국 여성 호르몬이 변하고 신진대사 속도가 떨어지며, 스트레스가 증가함에 따라 코르티솔 호르몬 수치가 올라가면서 뱃살이 늘어날 확률도 높아지는 것이다.

폐경이 다가오면 다른 사람의 말보다 이 책에서 추천하는 대로 실천하는 것이 무엇보다 중요하다. 그래야 몸매를 통제할 수 있다.

남성들의 삶

남성의 경우 몸무게가 늘어나면 몸통 주위에 살이 불어나게 마련이다. 남성들이 항아리 모양의 몸매에 별로 개의치 않는다 할지라도, 남성의 뱃살 역시 심장병, 당뇨병, 고혈압, 노인성 치매, 뇌졸중, 암 등 각종 질환의 위험을 높이는 원흉이다. 사실 심장병에 걸릴 위험은 여성보다 남성이 더 높다. 남성의 뱃살도 여성의 뱃살과 마찬가지로 심장병의 위험을 높인다는 데에는 의심의 여지가 없다. 남성 뱃살의 지방세포도 축적된 지방을 분해해 혈액 속에 지방산을 쏟아 붓는다. 따라서 뱃살이 찌면 혈액 속의 콜레스테롤과 당 수치가 높아지고, 몸은 높아진 혈당을 처리하기 위해 인슐린을 내보낸다. 이런 일을 반복하면서 인슐린은 무력해진다(인슐린 저항성). 이 상황에서 동맥 경화증이 생기면 혈액 속에 찌꺼기(플라크)가 가득 차고 혈관이 막히게 돼, 심장마비가 올 수 있다. 동맥이 좁아지면 혈압이 높아진다. 심장은 좁아진 혈관으로 혈액을 내보내야 하기 때문에 점점 더 힘들게 뛴다. 때때로 찌꺼기가 혈액 속에 쌓여서 '피떡'이 생기는데 이것이 심장마비나 뇌졸중을 일으킬 수 있다.

남성의 호르몬 변화

남성은 나이가 들수록 남성 호르몬인 테스토스테론의 생산이 줄어든다. 폐경과 함께 호르몬이 급감하는 여성과 달리 남성은 단계적으로 서서히 줄어든다. 남성 호르몬인 테스토스테론이 감소하는 현상을 '남성 폐경' 또는 '안드로포즈'라고 한다. 왜냐하면 남성의 테스토스테론이 줄어들면 성욕 감퇴, 무기력, 의욕 상실 같은 징후가 나타나기 때문이다.

테스토스테론이 줄어들면서 근육도 위축된다. 그렇게 되면 일상적인 운동으로 지방을 태우는 일이 더 어려워진다(파트 6 참조). 나이가 들면 자연적으로 신진대사가 둔해지고, 스트레스로 인해 코르티솔 호르몬은 늘어나는 반면 남성 호르몬 수치는 줄어들면서 뱃살은 더 늘게 된다. 비만인 남성은 날씬한 남성에 비해 남성 호르몬 수치가 30~40% 정도 떨어진다.[10] 이렇게 남성 호르몬 수치가 낮아지면 근육 양이 줄어들어 비만인 남성은 살 빼기가 점점 더 어려워진다.

남성의 지방도 여성처럼 에스트로겐 호르몬을 생산하는 공장이다. 뱃살이 나온 남성에게 '유방'이 생기는 것도 이 때문이다. 알다시피 지방세포는 테스토스테론을 에스트로겐으로 바꾸기 때문에 남성은 테스토스테론과 근육이 줄어들고, 살 빼기도 점점 어려워진다.

뱃살을 빼려면 스트레스를 줄이고 운동량을 늘리며, 체중을 조절하고 잠을 충분히 자야 한다. 남성 호르몬은 잠자는 동안에 분비되기 때문이다. 남성 비만에는 알코올도 중요한 요소다. 알코올은 액체 형태로 재빨리 혈액에 흡수돼 인슐린 분비를 촉진하고 탄수화물을 제공한다. 뿐만 아니라 지방을 쫓아내는 남성 호르몬인 테스토스테론을 생산하는 기관, 즉 고환에도 악영향을 미친다.

주위에 뱃살을 걱정하는 남자가 있다면 우선 뱃살부터 측정해야 한다. 만약 그의 허리와 엉덩이 비율이 0.95 이상이면 당장 행동에 돌입해야 한다. 당장 행동을 시작하려면 지금 그가 어떤 상태인지 알아야 한다. 또 이 책에서 제시한 충고를 따른 지 3개월 뒤에 어떤 변화가 일어났는지 알려면, 파트 9에 나와 있는 대로 부신 기능 스트레스 검사와 인슐린 저항 검사를 할 필요가 있다.

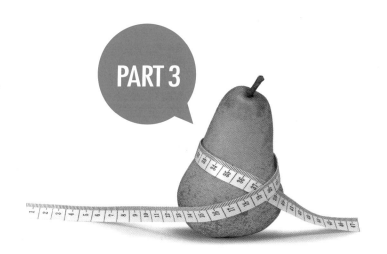

PART 3

지방이
당신을
노리고 있다

뱃살을 빼면
건강이 보인다

배에 지방이 끼면 인슐린 저항성이 될 가능성이 아주 높다. 이는 피 속의 코르티솔 호르몬 수치가 지속적으로 높아져 인체 시스템에 혼란을 야기할 수 있음을 의미한다. 오랫동안 인슐린의 공격을 받은 세포는 무엇을 해야 할지 갈피를 잡지 못하고, 결국에는 인슐린이 지시하는 명령(포도당 곧 혈당을 세포로 옮기는 일)을 수행하지 못하는 심각한 지경에 이르고 만다. 이 때문에 포도당 수치는 여전히 높고 늘어난 인슐린은 몸에 지방을 저장하라고 명령한다.

인슐린 저항성은 여러 가지 다른 문제도 야기한다. 인슐린 저항성이 바퀴의 축이라면 다른 건강상의 문제는 그 축에서 퍼져나간 바퀴의 살이라 할 수 있다. 연구 결과 인슐린 저항성으로 인해 생긴 결과는 연못에 작은 조약돌 하나를 떨어뜨릴 때 이는 파문과도 같다는 사실이 밝혀졌다. 인슐린 저항성은 암이나 노인성 치매(알츠하이머병)와 같이 관련이 없어 보이는 질병에도 영향을 미친다.

어쨌든 인슐린 저항성이 문제의 핵심이라면 뱃살을 빼는 것만으로도 바퀴의 살처럼 연결된 다른 질병들에 걸릴 위험을 없애거나, 적어도 줄일 수 있다. 그 요령은 증상이 아니라 원인을 제거하는 것이다.

그러면 이 모든 질병은 인슐린 저항성과 어떠한 관련이 있는 것일까?

뱃살은 심장병과
뇌졸중의 원인

　보통 우리가 무언가를 먹으면 인슐린은 지방을 혈액 속으로 분비하지 말라고 간에게 명령한다. 이 명령은 매우 중요하다. 왜냐하면 몸은 간에서 분비된 여분에서 지방을 얻으려 하지 않고 음식에서 얻으려고 하기 때문이다.

　그러나 오랫동안 인슐린에 노출(코르티솔 호르몬의 활동 결과)된 간은 인슐린을 무시하기 시작하고 혈액 속으로 지방을 분비한다. 지방세포는 VLDL(초저밀도 지질 단백질)에 싸여 있다. VLDL은 일반적으로 아무런 해도 끼치지 않으며 혈액 속에서 효소에 의해 정상적으로 분해된다. 그러나 우리가 계속해서 음식을 먹기 때문에 효소는 음식의 지방을 다루는 데 집중한다. 이것은 곧 VLDL이 도전을 받지 않는다는 뜻이고, 동맥벽에 플라크가 끼는 데(동맥 경화증이라 불리는 동맥을 막는 과정) 아무 장애도 없다는 뜻이다.

　게다가 HDL(동맥에서 '나쁜' 콜레스테롤을 제거하는 '좋은' 콜레스테롤)이 적게 만들어질수록, 혈관 속에 콜레스테롤이 많이 만들어지기 때문에 심장병을 앓을 위험도 그만큼 높아진다.

혈관에 상처가 나면 몸은 피브리노겐을 사용해 혈액의 응고를 도와주고, 피를 멈추게 하여 우리의 생명을 지켜 준다. 싸우거나 도망쳐야 하는 상황에서, 우리의 몸은 부상을 당했다고 판단해 혈액 속에 피브리노겐을 우선적으로 확보한다. 그렇지만 만약 문제를 일으킨 스트레스가 교통난이나 업무 마감같이 어쩔 수 없는 경우라면, 혈액 응고 인자는 아무 이유 없이 혈액만 끈적끈적하게 만들 것이다. 이렇게 되면 이미 지방으로 인해 좁아진 동맥이 피브리노겐이 많아지면서 자연스럽게 생성된 핏덩어리의 생산을 촉발해, 결국에는 심장마비나 뇌졸중(핏덩어리가 뇌에서 생기는 경우)을 일으킨다.

물론 우리의 몸은 핏덩어리를 분해하는 영리한 물질을 만들어 원상태로 되돌리려고 노력한다. 그러나 핏덩어리를 제거하는 과정은 PAI-1 (플라스미노겐 활성 억제인자-1)에 의해 방해를 받는다. PAI-1은 스트레스를 받아 코르티솔 수치가 올라갈 때 늘어난다. 피브리노겐은 피가 굳도록 하고 PAI-1은 핏덩어리가 녹지 않도록 도와준다. 이것은 우리 몸이 공격을 받을 때는 좋지만 그냥 운전대나 책상 앞에 앉아 있을 때는 아주 위험하다.

그렇다. 스트레스는 심장마비의 원인이 될 수 있다. 스트레스는 코르티솔 수치를 높인다. 코르티솔 수치가 높아지면 인슐린 저항성이 생기고, 인슐린 저항성은 심장병을 일으킬 수 있다. 이를 막기 위한 조치를 취하지 않으면 심장마비가 올 수도 있다. 스트레스 호르몬은 염증을 일으키고 심장병 위험을 높인다. 2005년 하버드 대학교 의과대학의 〈건강한 생활Health for Life〉에 발표된 한 조사에 따르면 스트레스는 흡연이나 고콜레스테롤처럼 심장병을 일으킬 수 있다.

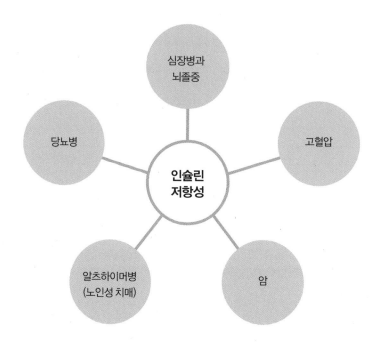

간단히 말해서 뱃살은 높은 코르티솔 수치, 심장병과 뇌졸중 위험을 높이는 인슐린 저항성, 즉 동맥에 찌꺼기가 쌓여서 생긴 결과다.

뱃살을 빼면
당뇨병도 낫는다

　세포들이 인슐린에 반응하지 못하면 몸은 계속해서 더 많은 인슐린을 분비하려고 할 것이다. 인슐린을 더 많이 분비하면 반응하는지 여부를 알기 위해서다. 하지만 스트레스를 받으면 인슐린을 더 많이 분비해도 상황은 달라지지 않는다. 몸이 이미 세포들에게 반응하지 말라는 명령을 내렸기 때문이다. 인슐린 수치가 높은 상황에서는 결국 혈당을 조절하지 못하게 돼, 제2형 당뇨병이나 성인 당뇨병으로 진행할 수 있다.

　제2형 당뇨병은 제1형 당뇨병과는 다르다. 제1형 당뇨병은 인슐린을 생산하는 췌장 내 세포가 제 역할을 하지 못하는, 근본적인 문제 때문에 발생한다. 이 경우 혈액 속의 인슐린 수치는 낮아지는(인슐린이 생산되지 못하기 때문이다) 데 반해, 혈당 수치는 위험할 정도로 아주 높아진다. 하지만 제2형 당뇨병인 경우에는 췌장에서 인슐린을 충분히 생산한다. 인슐린을 너무 많이 생산해서 문제가 된다. 세포들이 정상적인 양에는 반응을 하지 못하기 때문이다.

제1형 당뇨병이 제2형과 다른 점은, 인슐린을 생산하는 췌장 내 세포들이 파괴된다는 것이다. 이것은 해부학적인 문제다. 반면 제2형 당뇨병인 경우에는 세포들이 적절하게 작용하지 못하며, 서서히 진행되는 퇴행성으로, 얼마든지 예방할 수 있다. 왜냐하면 우리 몸은 지속적으로 스트레스를 받는 상황을 보상받으려는 경향이 있기 때문이다.

2005년 세계보건기구(WHO) 보고서는 제2형 당뇨병 환자들의 급증으로 200여 년 만에 처음으로 기대 수명이 줄어들 수 있다고 발표해 세간의 이목을 끈 바 있다. 국제당뇨병연맹(IDF) 회장을 지낸 조지 알버티(George Alberti) 경은 "이것은 세계가 보아 온 가장 큰 건강 재해 가운데 하나"라고 말했다. 그리고 놀랍게도 우리가 '성인 당뇨병'으로 부르는 제2형 당뇨병이 11살이나 12살의 어린이에게서도 나타나고 있다.

WHO 보고서에 따르면 영국은 선진국 가운데 당뇨병 증가율이 가장 빨라 180만 명의 환자가 있으며, 1960년 이래 450%나 증가했다. 뿐만 아니라 자신이 당뇨병을 앓고 있다는 사실조차 모르는 환자가 100만 명 이상 더 있는 것으로 추산되고 있다.

몸무게, 특히 뱃살만 늘리지 않아도 당뇨병 환자들의 절반 이상은 병을 극복할 수 있다.

뱃살 빼기로
고혈압을 막는다

연구에 따르면 고혈압과 인슐린 저항성 사이에는 어떤 연관성이 있다.[1] 고혈압은 피가 동맥에 너무 큰 압력을 가해 생기는데, 대개 증세가 나타나지 않아 일명 침묵의 살인자로 불린다.

우리의 몸은 스트레스를 받으면 코르티솔 수치를 높여서 싸우거나 도망가기 반응을 준비한다. 게다가 이러한 상황에 대처하기 위해 혈압을 더 높일 필요가 있다고 여긴다. 우리 몸은 나트륨 배출을 막아(나트륨이 오줌으로 배출되는 것을 막는다) 피를 짜게 만든다. 이는 고혈압과 관계가 있다고 알려진 소금(염화나트륨)을 과잉 섭취하는 것이나 마찬가지다.

전해질인 나트륨과 칼륨은 함께 협력해서 몸 안에 있는 액체 수치의 균형을 잡는 일을 한다. 나트륨은 액체를 유지하도록 돕고, 칼륨은 자연적인 이뇨제 역할을 한다. 나트륨 함유량이 높으면 칼륨 함유량은 낮아지는 경향이 있는데, 적당한 칼륨은 혈압을 떨어뜨리고 심장 박동을 조절하는 데 매우 중요한 역할을 한다.

따라서 코르티솔 수치가 계속 높으면 혈압이 올라가고 나트륨이 많아져 수분 함유량도 높아진다. 또 공격을 받는 상황에서는 심장의 근육 수축력을 강화해 심장이 더 열심히 뛰도록 만든다.

코르티솔은 몸 안에서 돌아다니는 혈액 가운데 불필요한 곳(소화 기관)에 있는 피를 빼내 가장 필요하다고 생각하는 곳(팔과 다리)에 모이게 한다. 몸의 어떤 부분에 있는 혈관은 확장시키고 다른 부분의 혈관은 수축시킴으로써 이 같은 반응을 가능하게 한다. 이로 인해 고혈압이 생긴다. 만일 이것으로도 충분하지 않으면, 코르티솔 분비량은 더욱 늘어나 강력한 혈관 수축제인 안지오텐신 2라는 물질의 수치를 높인다.

만일 인슐린 저항성이라면, 몸에서 수영을 해도 될 정도로 넘쳐 나는 인슐린이 더욱 혈관을 수축시키고 좁게 만들 것이다. 이 때문에 혈액의 흐름이 둔해지고 혈압은 더 높아진다.

고혈압이라고 해서 반드시 인슐린 저항성이 있는 것은 아니지만, 인슐린 저항성이 오랫동안 지속되면 고혈압으로 진행할 가능성이 높다.

다행히 이 책에서 권하는 대로 따르면, 뱃살을 뺄 수 있을 뿐만 아니라 코르티솔 수치를 정상으로 떨어뜨려 혈압을 조절하고 고혈압을 막을 수 있다.

비만이
알츠하이머병을 부른다

코르티솔 수치가 올라가서 인슐린 수치가 높아지면 심장병에 걸릴 위험이 커진다. 비슷한 과정이 뇌혈관에서도 발생한다. 수축과 이완을 반복하면서 뇌혈관에 찌꺼기가 끼어 손상되면 치매(알츠하이머병)에 걸릴 위험이 높아진다. 한 연구 결과에 따르면 이러한 위험은 남성보다는 여성이 높고, 몸무게가 많이 나가는 사람일수록 더 위험하다.[2] 중년에 비만이라면 그렇지 않은 사람보다 노인성 치매에 걸릴 확률이 74%나 높고, 과체중이라면 35% 더 높다.

뱃살 비만,
암의 발생확률을 높인다

여러 연구 결과를 통해 인슐린 수치가 높으면 위와 간, 췌장, 유방, 난소, 자궁 등에서 암이 발생할 확률이 높은것으로 밝혀졌다.[3] 또 인슐린 저항성이 위암과 관련이 있다[4]는 연구와 유방암[5], 자궁암[6], 난소암[7]에 걸릴 위험을 높인다는 연구 결과도 발표되었다.

스트레스를 받는 여성은 그렇지 않은 여성보다 유방암에 걸릴 위험이 2배나 높다. 24세 이상의 여성 1,500명을 조사한 스웨덴의 한 연구에 따르면 스트레스를 받은 여성이 유방암에 걸릴 위험은 30%로, 호르몬 대체 요법(HRT)을 받는 여성과 같은 수준이다. 이 밖에 다른 요소들, 예를 들어 흡연과 음주, 첫 임신 나이, 폐경 나이 등의 통계도 영향을 미쳤을 것이다.[8]

또 여성의 유방암 위험은 체질량 지수(BMI)가 늘어날 때보다 몸의 지방이 늘어날 때 더 높은 것으로 나타났다. 1만 2,000명의 폐경 여성을 8년간 추적 조사한 결과, 폐경 후 21㎏ 이상 몸무게가 늘어난 여성이 그보다 몸무게가 적게 늘어난 여성보다 유방암에 걸릴 확률이 75%나 높게 나타났다. 흡연이나 알코올 섭취, 호르몬 대체 요법과 같은 다른 요인들을 고려해도, 몸의 지방 비율이 가장 눈에 띄는 위험 요인인 것으로 드러났다.[9]

우리는 이제 지방이 몸의 어느 부위에 있는가에 따라 유방암에 걸릴 위험이 높아진다는 사실을 알고 있다. 미국 하버드대 공공의학교실 의사들은 4만 7,000명의 간호사들을 10년 동안 연구한 결과, 배가 나온 여성들이 서양배 모양의 체형을 가진 여성보다 유방암에 걸릴 위험이 34%나 더 높다는 사실을 밝혀냈다. 범위를 호르몬 대체 요법을 하지 않은 폐경 여성들로 좁히면, 항아리 모양의 여성들이 서양배 모양의 여성들보다 88%나 유방암에 걸릴 위험이 더 높은 것으로 나타났다.[10]

그러면 암은 코르티솔이나 인슐린과 관련된 문제들과 무슨 연관이 있을까?

무엇보다 먼저 스트레스가 면역체계에 영향을 끼쳐 면역력을 떨어뜨리기 때문에 우리 몸은 암 세포의 공격에 무력해진다. 코르티솔 수치가 올라가면 'NK세포(자연 살해 세포)'의 숫자가 줄어든다. 자연 살해 세포는 면역체계로 하여금 바이러스뿐만 아니라 암세포까지 인식하도록 돕는다. 코르티솔은 또한 종양 안에서 새로운 혈관이 형성되고 성장하도록 촉진한다. 암세포는 정상적인 세포와는 다른 방식으로 작용한다. 암세포는 무산소성 해당 작용(anaerobic glycolysis)이라는 과정을 거치는데, 이때 포도당을 1차 원료로 사용한다. 따라서 만일 인슐린 저항성으로 인해 혈액 속의 포도당 수치가 높으면, 암세포를 '먹일 수 있는' 여분의 포도당이 반드시 필요하다.

4만 9,000명의 폐경 여성을 대상으로 인슐린 효과를 시험하는 과정에서 탄수화물과 당분을 많이 섭취한 여성들은 유방암에 걸릴 위험이 아주 높다는 사실이 밝혀졌다. 또한 GI(glycaemic index·혈당 지수) 수치가 높은 음식을 먹은 폐경 여성들이

GI 수치가 낮은 음식을 먹은 여성들에 비해 유방암에 걸릴 위험이 87%나 높게 나타 났다. 특히 호르몬 대체 요법을 시행하고 육체적 운동을 하지 않은 여성들에게서 더 높게 나타났다.[11]

　인슐린은 동화성 스테로이드(세포 배양자 혹은 건설자)로 분류된다. 인슐린은 세포 의 변화를 촉진하고, 글자 그대로 세포가 스스로를 파괴하는 세포 자살(apoptosis) 과정을 멈추게 한다. 건강한 세포는 자신의 역할을 다해야 죽을 수 있게 프로그램이 되어 있다. 만일 세포 자살이 일어나지 않으면 암세포와 악성 종양이 성장할 때처럼 통제되지 않는 세포 분화가 일어날 수 있다.

　암과 연관이 있는 스트레스는 성호르몬, 에스트로겐, 테스토스테론에 비해 코르 티솔 수치를 더 올라가게 만든다. 부신 호르몬은 남성과 여성 호르몬 둘 다 생산한 다. 남성의 경우 부신은 에스트로겐을 만드는 유일한 원천일 뿐만 아니라 고환에서 생산하는 테스토스테론의 또 다른 원천이기도 하다. 여성의 경우에는, 부신은 에스 트로겐과 프로게스테론, 테스토스테론을 제공한다.

　여성의 뱃살이 늘어나는 것은 남성 호르몬이 늘어나는 것과 밀접한 관련이 있다. 만일 우리 몸에서 테스토스테론 수치가 높아지면 체형이 항아리 모양으로 변할 가 능성이 매우 농후하다.

　에스트라디올은 대개 폐경 이전에 많이 분비되고, 엉덩이와 넓적다리에 살이 붙 게 만들어 여성들의 체형을 서양배 모양으로 바꾼다. 과체중이 되는 것은 권할 만한 일은 아니지만, 만약 살이 찐다면 이들 부위에 찌는 편이 더 안전하다.

　그러나 우리의 오랜 친구인 코르티솔 덕분에 스트레스 호르몬은 폐경이 되기 전 에 에스트라디올을 줄일 수 있다. 스트레스 호르몬은 난소에 영향을 끼쳐서 난소 에서 생산하는 에스트라디올 수치를 줄일 수 있다. 많은 여성들이 폐경이 되기 전에 뱃살이 찌는 것도 바로 이 때문이다. 에스트라디올 수치가 낮으면 인슐린 저항성이 높아진다. 그렇게 되면 살이 찌고 더 많은 남성 호르몬이 에스트론으로 바뀐다. 이렇게 해서 에스트론이 많아지면 뱃살 주위에 더 많은 지방이 쌓인다. 이것이 거대 지방의 악순환이다.

에스트로겐

에스트로겐은 단순한 호르몬이 아니라 에스트라디올과 에스트론, 에스트리올을 포함하는 호르몬군이다. 에스트라디올은 난소에서 생산되고 사춘기에 활성화되며, 엉덩이와 넓적다리 주위에 '건강한 지방'을 축적하도록 촉진한다. 에스트론은 남성 호르몬(안드로겐)이 변형된 지방세포에서 만들어진다. 이런 종류의 에스트로겐은 뱃살 주변에 지방을 축적하도록 촉진한다. 에스트리올은 에스트로겐의 약한 형태이다. 간에서 에스트라디올과 에스트론을 에스트리올로 바꿔 몸 밖으로 배출한다.

재미있는 것은, 유방암의 재발을 막아 주는 타목시펜이 유방 안에서 에스트로겐의 생성을 막는 역할을 한다는 사실이다. 폐경 이후 유방암에 걸린 여성에게는 아로마타아제 억제제(아나스트라졸)를 쓰는데, 이 약은 안드로겐(남성 호르몬)이 에스트로겐으로 바뀌는 것을 막는다.

뱃살 지방,
각종 여성질환의 원인

먼저 앞서 말한 치명적인 질병들이 코르티솔과 인슐린에 의해 어떻게 악화되는지 알아볼 필요가 있다. 또한 지방이 어떤 부위에 쌓이는지에 따라 결과에 어떤 미묘한 차이가 생기는지도 알아야 한다.

생리 불순

생리 주기가 40일 이상이라면 인슐린 저항성일 가능성이 있다. 높은 인슐린 수치는 호르몬의 불균형을 초래해 생리 주기를 정상 상태에서 벗어나게끔 만든다.[12]

생리 중단(무월경)

스트레스가 배란과 생리를 중단시킬 수도 있다는 것은 이미 널리 알려진 사실이다.[13] 아마도 여성들이 어떤 문제에 대처할 능력이 없을 때는 일시적으로 임신을 하지 못하게끔 조물주가 막아 놓은 것인지도 모른다. 우리 몸은 스트레스를 받을 때 몸의 다른 부위가 육체적(예를 들면 다이어트 기간 등)으로나 정서적으로 문제에 대처할 에너지를 갖도록 하기 위해 생식 활동을 중단할 수 있다.

스트레스는 뇌의 전언을 전달하는 GnRH(고나도프로핀 분비 호르몬)의 분비를 중단시킨다. 이 호르몬은 뇌하수체로 하여금 FSH(난포 촉진 호르몬)와 LH(황체 형성 호르몬)를 분비하도록 만든다. 이들은 난소가 난자를 만들어 방출하도록 촉진하는 역할을 한다. 스트레스는 또한 프로락틴 호르몬의 수치를 높일 수 있다. 이 호르몬은 뇌하수체에서 분비되며, 모유를 먹일 때 분비량이 늘어난다.

생리 전 증후군

짜증, 공격적인 반응, 가슴 두근거림, 건망증, 불안, 당황, 집중력 저하, 발작적인 울음, 두통, 편두통, 탐식 등은 생리 전 증후군(PMS)의 전형적인 증상들이다. 이런 증상들은 모두 혈당의 변화와 연관이 있다. 실제로 혈당이 통제되면 생리 전 증후군은 사라져야 한다. 왜 그런가?

일반적으로 프로게스테론 호르몬은 생리 주기의 후반부에 늘어나기 때문에, 이 무렵에는 온몸에서 프로게스테론 수용체*가 발견된다. 수용체는 '열쇠' 역할을 하는 호르몬이 있어야 자물쇠 역할을 한다. 열쇠는 자물쇠마다 다르다. 다시 말해 수용체마다 각기 다른 호르몬을 사용한다. 프로게스테론 수용체는 몸이 사용할 수 있도록 적절한 프로게스테론을 '선택'한다. 마찬가지로 인슐린 수용체는 인슐린을 선택한다. 혈당이 떨어지면 몸은 아드레날린과 코르티솔로 하여금 모아 놓은 당을 방출하라고 명령한다. 그러나 아드레날린이 나타나면 프로게스테론 수용체는 '잠기게' 된다.[14] 이것은 아무리 프로게스테론이 많더라도 이용할 수 없다는 뜻이다.

이 이론은 수십 년 동안 과학자들을 혼란에 빠뜨렸던 문제를 풀어 주었다. 즉 왜 생리 전 증후군이 있는 여성들과 그렇지 않은 여성의 여성 호르몬 수치가 같은지 알게 해 준다. 사실 PMS가 있는 여성들은 프로게스테론 호르몬 수치가 비정상적이어서가 아니라 몸에 혈당 수치가 낮고 스트레스 호르몬이 분비돼 호르몬을 제대로 이용하지 못하기 때문이다.

이 책에서 제시하는 권고를 따르면, 뱃살을 줄이는 것은 물론 생리전 증후군도 없앨 수 있다.

다낭성 난소 증후군

다낭성 난소 증후군(PCOS)이 있으면 난소가 평소보다 커지고 포도송이처럼 생긴 수많은 미성숙 난포를 만드는 경향이 있다. 이 밖에 과체중(특히 뱃살), 무월경 또는 월경이 거의 없는 경우, 여드름, 그리고 얼굴·가슴·다리살 등 원하지 않는 부위의 발모, 변덕 등 바깥으로 드러나는 증세를 포함한다. 만일 다낭성 난소 증후군 여부를 진단해서 치료하지 않으면 임신에 문제가 생기고 유산이 잦아진다.

---

* 프로게스테론 수용체 : 적합한 자극을 직접 수용하는 세포.

다낭성 난소 증후군이 있는 여성들의 혈액을 검사해 보면 테스토스테론 수치가 높게 나타난다. 이는 아마도 성호르몬 결합 글로불린(SHBG) 단백질의 수치가 낮아졌기 때문일 것이다. 글로불린은 간에서 생성돼 에스트로겐과 테스토스테론 같은 성호르몬을 결합해 계속해서 피 속을 순환한다. 과체중인 여성은 피 속에 성호르몬 결합 글로불린이 낮아서 결과적으로 테스토스테론이 더 많이 순환하며, 몸에 털이 많이 나는 등 불길한 다낭성 난소 증후군 증상이 늘어난다.[15]

그러면 이것이 인슐린과 무슨 관계가 있다는 말인가? 알다시피 다낭성 난소 증후군이 있는 여성들은 인슐린 저항성이 될 가능성이 높고, 몸에 인슐린이 넘쳐 나면 난소를 타깃으로 해 더 많은 테스토스테론을 생산하도록 촉구한다. 테스토스테론이 과잉 생산되면 과도한 발모, 여드름, 뱃살 증가 등 '남성' 증상이 나타난다. 게다가 인슐린이 간에 성호르몬 결합 글로불린의 생산을 줄이도록 명령해 상태를 악화시킨다. 인슐린 수치가 높다는 것은 코르티솔 수치가 높다는 것을 의미한다. 스트레스를 받을 때 생산된 코르티솔이 인슐린 수치를 높이기 때문이다. 이것은 난소에 도미노 효과를 일으켜 더 많은 테스토스테론을 생산하도록 만든다.

만일 다낭성 난소 증후군을 일으키는 진짜 원인-개인적으로는 과다한 코르티솔과 인슐린이라고 생각한다-을 제대로 해결하지 않으면 심각한 건강 문제를 야기하는 인슐린 저항성이나 심각한 대사 증후군으로 발전할 수 있다. 예를 들어 다낭성 난소 증후군을 가진 여성은 혈당의 균형에 문제가 생겨, 당뇨병에 걸릴 확률이 7배나 높다.

만일 다낭성 난소 증후군 진단을 받는다면 약을 복용해야 한다. 새로운 피임약은 항안드로겐을 함유하고 있어서 테스토스테론이 수용체에 명령을 하지 못하게 만들고, 털과 여드름이 나는 것을 막아 준다. 하지만 약 복용을 중단하면 다시 원상태로 돌아간다. 약을 복용하면 인위적이기는 하지만 생리 주기도 정상적으로 돌아온다. 약을 복용하는 동안은 생리 주기가 규칙적이지만 복용을 중단하면 다시 증상들이 나타난다. 근본적인 원인을 해결하지 않았기 때문에 정확히 처음 출발했던 원점으로 돌아올 것이다. 사실 약은 인슐린 저항성을 높이기 때문에 장기적으로는 문제를 더 악화시킬 우려가 있다.

설령 의사가 약을 먹으면 다낭성 난소 증후군이 없어질 것이라고 말하더라도 약은 메스꺼움, 구토, 두통, 혈전, 성욕 변화, 의기소침, 유방 압통 등의 부작용을 동반할 수 있다는 사실을 잊지 말아야 한다. 어떤 의사들은 메트포르민을 처방해 줄지도 모른다. 이 약은 전통적으로 제2형 당뇨병이나 비 인슐린 의존형 당뇨병을 치료하는 데 쓴다. 하지만 이 약 역시 메스꺼움, 위장 장애 같은 부작용을 수반할 수 있다. 메트포르민과 같은 약은 다낭성 난소 증후군과 증상을 없애지 못할 뿐만 아니라 오랫동안 건강을 유지하는 데도 도움이 되지 않는다.

그러나 이 책은 다낭성 난소 증후군의 근본적인 원인을 다루고, 그것과 관련된 증상을 줄이는 영구적인 치료법을 제공할 것이다.

면역체계

싸우거나 도망가기 반응을 하면서, 우리 몸의 면역 기능은 더욱 강해진다. 이것은 박테리아나 바이러스의 침입에 대응하기 위한 몸의 필연적이고 자연적인 반응이다. 그러나 스트레스가 지속되면 면역 기능은 약해지기 시작한다. 스트레스를 많이 받는 직업에 종사하는 사람들이 일을 하지 않거나 휴일이 되면 감기나 독감에 걸리는 이유도 이 때문이다.

이런 상태가 장기적으로 지속되면 면역체계가 과로로 인해 붕괴되고, 감염에 대항해 싸울 자원이 없어져 감염에 쉽게 노출된다.

또 면역체계가 계속해서 과잉 행동을 하고 스스로를 파괴할 수도 있다. 몸이 자기 자신의 세포를 침입자로 인식해 공격하는 것이다. 류머티스 관절염, 루푸스(홍반성 난창), 크론병 등 자가 면역 질환이 그것이다.

스트레스를 많이 받는 여성의 면역체계는 스트레스를 받지 않는 여성과 비교할 때 10년 이상 빨리 늙는다는 연구 결과는 이미 발표된 바 있다. 이 같은 면역체계의 조로(早老)는 여성들이 감염되거나 다른 질환에 걸릴 확률을 높인다.[16]

노화

스트레스에 의해 '나이를 먹는' 것은 면역체계만이 아니다. 알다시피 스트레스를 많이 받는 사람들은 그렇지 않은 사람들에 비해 안색이 초췌하고 나이도 더 들어 보인다.

코르티솔은 뉴런을 파괴하는 산화 스트레스를 증가시킨다. 뉴런은 신경계의 기본 세포로, 전기와 같은 충격을 전달하고 몸의 다른 부분으로 정보를 전달하는 역할을 한다. 또한 코르티솔은 세포의 피해를 막아 주는 항산화 효소의 분비를 줄인다.

산소는 생존에 없어서는 안 될 존재지만 화학적으로는 반작용을 일으킬 수도 있다. 산소가 불안정해지면 다른 분자들을 '산화'해서 활성산소(free radical)를 만들기도 한다. 활성산소는 화학적으로 불안정한 원자로 노화, 암, 심장병 등 건강에 문제를 야기할 수 있다. 이것은 건강한 세포를 파괴해 노화를 앞당기고, 세포의 핵에 있는 DNA를 공격해 세포 변이와 암을 유발한다.

스트레스 반응을 줄이면, 다시 말해 코르티솔 분비를 줄이면 몸의 산화, 세포의 피해, 조로 등을 막을 수 있다. 우리 몸의 인슐린과 포도당 수치가 노화 과정에 영향을 줄 수도 있다. 노화를 일으키는 당화(糖化·glycation) 이론은 1980년대에 제기된 이래 수많은 연구 결과를 통해 사실임이 입증되었다.[17]

단백질의 당화는 단백질을 함유한 설탕의 통제되지 않은 반응으로, 포도당과 인슐린 수치가 통제되지 않을 때 발생한다. 음식을 구우면 갈색으로 변하는 현상(browning effect)과 비슷하다. 단백질 당화 현상이 발생하면 몸의 다른 부위 구조가 손상되고 '껍질로 뒤덮이게' 된다. 이 현상은 왜 당뇨병이 눈 질환(백내장과 망막증)과 신경 손상(손상된 부위의 감각 마비), 심장병 등과 같이 그다지 관계가 없어 보이는 문제들로 건강을 위험에 빠뜨리는지 설명해준다. 단백질의 당화 현상은 조직과 기관들까지 해치며 문제를 일으킨다. 세포 속의 단백질이 해를 입어 정상적인 기능을 하지 못하고, 조직의 막과 혈관이 두꺼워져서 마침내 신축성을 잃는다. 노화란 기본적으로 해를 입은 세포들이 모인 결과다. 따라서 세포의 피해를 줄일수록 노화를 늦추고 건강을 지킬 수 있다.

포도당과 인슐린 수치가 높을수록(인슐린 저항성) 세포를 해치는 속도는 빨라진다. 따라서 이 책에서 추천하는 방법대로 이 둘의 수치를 통제하는 것이 중요하다.

당뇨병에 걸리면 세포가 공격을 당하기 때문에 노화가 더 빨라지는데, 혈당 수치를 확실히 통제하면 그 피해를 줄일 수 있다.

같은 원리로, 높은 코르티솔 수치는 인슐린 저항성을 불러온다. 몸의 균형을 잡기 위한 조치를 취하지 않으면 당뇨병에 걸리지 않더라도 단백질 당화 현상이 일어날 수 있다. 이제 왜 스트레스를 받는 사람들이 더 늙어 보이고 몸의 각 기관이 일찍 노화하는지 충분히 이해가 될 것이다.

피로

음식물을 먹으면 우리 몸은 음식을 태워 에너지로 쓰거나 지방으로 저장한다. 이때 코르티솔 수치가 높으면 뇌하수체는 싸우거나 도망가기 위한 에너지로 쓰기 위해 음식을 지방 형태로 저장하라고 명령한다. 그러면 우리 몸은 음식을 연료로 사용하는 대신 지방으로 저장한다. 이것이 우리 몸을 기진맥진하게 만들고, TATT 증후군*에 걸리기 쉽게 만든다.

이 증후군의 가장 심각한 양상은, 육체뿐만 아니라 정신적으로도 피로를 느끼게 된다는 점이다. 스트레스에 찌든 사람들은 오후 서너 시쯤 되면 초콜릿 바 한 개나 차 한 잔을 마셔야 오후를 버틸 수 있다. 이는 몸에 혈당 수치가 너무 떨어져 빨리 원상태로 회복해 달라는 구조 신호를 보내는 것이다. 하지만 초콜릿 바의 유혹을 떨쳐 버리고 파트 4에서 제시하는 방법을 따라야 한다.

감정 기복

높은 코르티솔 수치가 기분에 영향을 끼친다는 사실은 의심의 여지가 없다. 우울한 사람들이 코르티솔 수치가 높은 것은 이미 널리 알려진 사실이다. 우리 몸에서 지나치게 많은 화학 물질이 분비되면 걱정과 긴장, 불안 등이 심해져 아주 작은 일에도 흥분하게 된다. 우리 몸은 위협을 받고 있다고 판단하면 공격적이 되고 화낼 준비를 한다. 정말로 위험에 빠지지 않더라도, 매일 치약 뚜껑이 열려 있는 것 같은

---

*TATT 증후군(tires all the time syndrome): 신체에 뚜렷한 이상이 없는데도 항상 피곤함을 느끼는 증상.

하찮은 일에도 쉽게 화를 내게 된다.

이 책에서 권하는 방법대로 따르면, 뱃살을 뺄 수 있을 뿐만 아니라 기분도 안정적으로 유지할 수 있다.

염증

재미있는 사실은 코르티솔이 코르티손과 히드로코르티손 같은 다른 형태로 위장해 나타난다는 점이다. 코르티솔을 원료로 만든 약이 바로 스테로이드다. 스테로이드는 류머티스 관절염과 대장궤양, 크론병 등에 사용하는 항염제 또는 면역력을 키울 필요가 있는 질환을 치료하는 데 많이 쓰인다.

살이 주로 배 주변에 몰려 있다면 온몸에 '낮은 단계의 염증 효과'가 나타나고, 같은 맥락에서 인슐린을 사용하는 능력도 떨어진다. 왜냐하면 염증은 인슐린을 막을 뿐만 아니라 몸을 인슐린 저항성으로 만들기 때문이다. 인슐린 저항성인 사람들을 조사한 결과 이러한 사실이 확인되었다. 이들에게서는 C반응 단백질이라는 물질의 수치가 높게 나타났는데, 이 물질은 몸의 염증이 있는 부위에서 발견된다.[18] 미국 '조슬린 당뇨병 센터'의 연구진은 건강한 동물들에게 낮은 단계의 염증을 일으키면 당뇨병을 유발할 수 있다는 사실을 밝혀냈다.[19]

앞에서도 설명했듯이, 지방세포는 호르몬 분비선 역할을 하는 탓에 몸의 다른 분비선들과 마찬가지로 호르몬과 다른 물질들을 만들어낸다. 불행히도 지방세포는 면역체계를 망가뜨리는 역할을 하는 사이토카인이라는 염증 유발 물질을 생산하고, 부신 피질 호르몬은 이를 억제하기 위해 코르티솔을 더 많이 분비한다. 이렇게 몸에서 과다하게 분비된 코르티솔은 더 많은 지방을 축적하게 만들고, 그 결과 염증을 일으키는 사이토카인이 더 많이 만들어진다. 이런 식으로 계속 반복된다.

어떤 이유에서든 스테로이드를 복용한 사람은 식욕이 증가하고 몸무게가 급속히 불어나는 경험을 하게 된다. 이는 스트레스 호르몬인 코르티솔이 일으키는 부작용과 유사하다.

소화 체계

우리 몸은 스트레스를 받는다고 판단하면 아드레날린과 코르티솔을 분비한다. 소화에 쓰이는 에너지가 생명을 구하는 데 집중하는 것이다. 이것은 곧 위산과 소화 효소의 수치가 평균보다 낮아진다는 것을 의미한다.

스트레스는 소화 체계를 단번에 뒤집을 수 있다. 우리 위장에는 박테리아와 효모가 미묘한 균형을 이루고 있다. 500종의 미소(微小) 식물이 있고, 우리 몸을 이루는 세포보다 9배나 많은 박테리아가 살고 있다. 불행하게도 스트레스는 위장 속의 유익한 박테리아의 숫자를 정상치보다 줄어들게 만든다. 즉 다른 박테리아나 효모가 통제 불능일 정도로 늘어난다는 뜻이다. 가장 대표적인 것이 내장에서 발견되는 칸디다 알비칸스다. 이 균은 정상적이고 건강한 환경에서는 어떤 문제도 일으키지 않지만 통제할 수 없을 정도로 많아지면 탐식(특히 설탕과 빵)과 피로가 몰려오고, 뱃속이 더부룩하고 가스가 차며, 정신이 혼미해지고, 술을 조금만 마셔도 비틀거리게 된다.

우리는 위장을 단지 소화라는 관점에서만 생각하는 경향이 있는데, 위장은 다른 기관이 질병에 걸리지 않도록 효과적인 장벽 역할을 하기도 한다. 면역체계의 70%가 위 속에 있다. 따라서 유익한 박테리아가 적절한 수준을 유지하도록 하는 것이 무엇보다 중요하다.

불안한 식사, 영양결핍의 원인

영국 근로자의 4분의 1 정도(500만 명 정도)가 점심시간을 충분히 갖지 못하고 있다. 많은 근로자들이 점심을 거른다. 종종 사람들은 점심을 먹기 위해 회사 밖으로 나갈 경우 상관에게 부정적인 인상을 심어줄 수 있다고 걱정한다.

그러나 만일 이동하면서 식사를 한다든가, 책상에 앉아서 일하면서 점심을 샌드위치로 대신하는 경우, 또 누군가를 만나기 위해 이동하면서 샌드위치를 먹게 되면 음식을 제대로 소화하지 못할 것이다. 음식의 영양을 적절히 흡수하지 못하고, 배에 가스가 찬 것 같고 속이 더부룩한 느낌일 것이다. 또 스트레스 호르몬이 직장 근육을 계속 느슨하게 만들어 설사를 일으키기도 한다.

갑상선의 기능

부신과 갑상선의 기능은 아주 밀접한 연관이 있어서 서로 강력한 영향력을 미친다. 갑상선은 목 부위에서 신진대사를 통제하는 역할을 돕고 여러 가지 호르몬을 만드는데, 가장 중요한 호르몬이 티록신(T4)이다. 이 호르몬은 거의 활동하지 않지만 트리요오드티로닌(T3)으로 바뀌면 활성화된다.

갑상선은 자동 온도 조절 장치와 비슷하다. 체온을 조절하고, 칼로리를 태우며, 에너지를 사용하라고 몸에게 명령한다. 신진대사를 촉진하고 지방을 태우는 것은 T3 호르몬이다. 하지만 T4를 T3 호르몬으로 바꾸려면 셀레늄이 필요하다. 갑상선 기능 저하증의 원인은 두 가지 중 하나다. 곧 뇌하수체가 갑상선 자극 호르몬(TSH)을 생산하지 않거나, 갑상선이 제대로 활동하지 않거나 둘 중 하나다.

만일 아래 질문 가운데 '그렇다'는 답이 4개 이상 나오면 현재 당신의 갑상선이 제대로 활동하지 않고 있다는 뜻이다. 갑상선이 제대로 기능을 발휘하는지 알아보려면 혈액검사를 해야 한다.

	그렇다	아니다
● 몇 달 동안 특별한 이유 없이 몸무게가 늘어났나요?	☐	☐
● 자주 감기 기운이 있나요?	☐	☐
● 변비가 있나요?	☐	☐
● 의기소침하거나 건망증이 있거나 정신이 맑지 않나요?	☐	☐
● 머리카락이 빠지거나 평소보다 건조한가요?	☐	☐
● 생리에 문제가 있나요?	☐	☐
● 임신하기가 어렵나요?	☐	☐
● 활력이 부족하다고 느끼나요?	☐	☐
● 두통이 있나요?	☐	☐

만일 혈액검사에서 갑상선 기능 저하증이 나타나지 않으면, 혈액검사에서는 나타나지 않는 심각하지 않은 문제일 것이다.

체온 측정으로도 갑상선 기능 저하증 여부를 알 수 있다. 체온이 너무 낮으면, 갑상선 기능 저하증으로 인해 신진대사가 활발하지 않은 것일 수 있다. 코르티솔은 체온을 결정하는 핵심 요소다. 따라서 코르티솔 수치가 높으면 아침의 체온(기초 체온)이 낮을 것이다.

하루에 한 번씩 사흘 동안 체온을 재 보자. 생리 중이라면 둘째와 셋째, 넷째 날에 체온을 측정하면 된다. 여성의 체온은 배란 뒤에 올라가므로 생리가 늦어지면 확실히 알 수 있다. 생리 기간이 아니면 3일 연속해서 체온을 재면 된다.

잠자리에 들기 전에 침대 머리맡에 체온계를 둔다. 수은 체온계가 좋지만 요즘은 편한 전자 체온계도 많이 나와 있다. 잠에서 깨어나면 침대에서 일어나지 말고, 곧바로 체온을 재면 된다. 전자 체온계인 경우에는 겨드랑이에 놓고 '삐' 소리가 날 때까지 둔다. 수은 체온계를 사용한다면 10분 동안 겨드랑이에 끼워 둔다.

3일간 잰 체온의 평균이 36.4도 이하로 떨어지면 갑상선이 제대로 기능을 하지 못하고 있는 것이다.

그렇다면 어떻게 스트레스가 이런 상황까지 몰고 가는 걸까?

스트레스로 인해 코르티솔 수치가 높아지면 갑상선 호르몬인 T3의 수치가 떨어진다. T3 수치가 떨어지면 우리 몸의 신진대사는 반드시 둔화된다. 게다가 코르티솔 수치가 높아지면 우리 몸은 근육을 분해해 뇌에 더 많은 포도당을 공급하라고 촉구한다. 근육이 줄어든 만큼 신진대사는 더 느려진다.

건강한 몸은 T4를 T3(활동적인 갑상선 호르몬)로 바꾼다. 스트레스를 받으면 코르티솔 수치가 높아지면서 T4에서 T3로 바뀌는 비율이 줄어든다. 다이어트를 하거나 음식 섭취량을 줄여도 같은 현상이 일어난다. 몸이 굶고 있다고 생각하면 미리 보관해 둔 지방을 유지하기 위해 신진대사의 속도를 떨어뜨리는 것이다. 화나는 일이지만 우리 몸이 생존을 위해 할 수 있는 유일한 일이다.

코르티솔 수치가 높아지면 갑상선 자극 호르몬(TSH)과 같은 메신저 호르몬의 분비가 줄어든다. 갑상선 자극 호르몬은 뇌하수체에서 만들어지는데, 이 호르몬의 분비량이 적을수록 갑상선의 T4 생산량도 줄어든다.

기억력과 집중력

코르티솔 수치가 높으면 기억력과 집중력이 떨어진다. 코르티솔은 뇌의 기억력 센터(해마)가 제대로 작동하는 데 필요한 포도당을 빼앗아 이를 손상시킨다. 심지어 2주 정도 코르티솔 수치가 올라가는 단기적인 스트레스에도 뇌세포의 연결이 망가질 수 있다.[20] 스트레스를 받으면 몇 시간씩 자동차 열쇠를 찾느라 헤매고, 방에 들어가서는 도대체 왜 들어왔는지 이유를 몰라 난감해하는 사태가 벌어지는 것도 이 때문이다. 그렇지만 다행스럽게도 코르티솔 수치를 떨어뜨리면 뇌세포의 연결을 다시 원활하게 만들 수 있다.

피부 변화

인슐린은 여러 가지 방법으로, 예를 들어 피부 꼬리 형태(사마귀처럼 조그맣게 몸에서 떨어져 나가 생겨난 피부)로 피부를 자라게 한다. 이것은 몸이 혈당의 변동과 싸우고 있고 인슐린 저항성이 될 수 있다는 신호탄이다. 인슐린이 많으면 피부 성장을 촉진할 수 있기 때문이다. 또 인슐린이 많아지면 피부의 외형을 바꿔 검은 벨벳처럼 보이게 만드는, 흑색 극세포증(acanthosis nigricans)이 진행된다. 이 증상은 피부에 반점이 많아져 더럽게 보이도록 만드는데, 흔적은 사라지지 않는다. 만일 피부 색깔이 변한다면 의사와 상담을 해야 한다. 왜냐하면 아주 드물기는 하지만 암일 수도 있기 때문이다. 만일 공습경보가 해제되면 피부는 정상으로 돌아올 것이다. 물론 이 책이 권하는 대로 따라서 인슐린 저항성을 떨쳐 버린다면 말이다.

지금까지 언급한 모든 건강의 변화에서 보았듯이 건강을 지키려면 무엇보다 뱃살을 없애는 것이 중요하다. 날씬해져서 외견상 보기 좋을 뿐만 아니라 우리 건강에도 아주 긍정적인 영향을 미치기 때문이다.

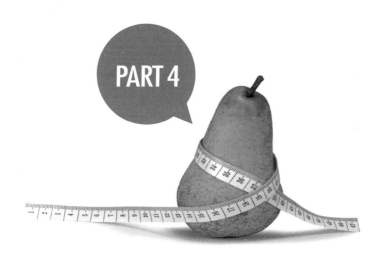

PART 4

무엇을
어떻게
먹을까?

뱃살 빼기의 첫걸음,
식습관을 바꿔라

　건강과 체중 감량, 두 마리 토끼를 모두 잡는 것이 가장 좋은 다이어트일 것이다.
그러나 뱃살을 만들고 유지하는 스트레스가 폭포수처럼 쏟아지고 이를 제대로 조절
하지 못하면 아무리 좋은 다이어트를 해도 무용지물이다.

　파트 3에서도 살펴보았듯이 우리 몸은 공격받고 있다고 판단하면 뱃살을 유지하
려고 한다. 이러한 패턴을 바꾸기 위해서는 우리 몸이 받고 있는 기본적인 명령을
바꾸어야 한다.

　몸무게 줄이기는 식습관을 바꾸는 데서 출발한다. 잘못된 식습관으로 인해 몸이
스트레스를 받고 있다고 여길지도 모른다. 식사를 제한하거나 칼로리를 줄이면 우리
몸은 어쩔 수 없이 굶고 있다고 생각하고 스트레스를 받는다. 몸은 저장한 지방을
빼앗기지 않으려고 신진대사를 줄일 것이다. 혈당 수치가 요동을 치면 몸은 스트레
스를 받을 때처럼 아드레날린을 분비할 것이다. 또 이로 인해 몸이 지방을 저장하라
고 명령한다.

이 문제를 해결할 방법은 몸에게 어떤 '위협'도 없다고 안심을 시키는 식습관을 찾는 수밖에 없다. 본격적으로 살을 빼기 전에 몸의 기본적인 생리부터 바꿔야 한다.

혈당의
요동

우리 몸은 스트레스 호르몬과 혈당 요동의 악순환에 빠져 있다. 다음의 두 가지를 기억해야 한다.

● 스트레스를 받으면 아드레날린과 코르티솔이 분비된다.
● 혈당 수치가 떨어지면 아드레날린과 코르티솔이 분비된다.

우리 몸은 위의 두 가지 경우에 처하게 되면 저장된 당을 풀어놓으려고 한다. 스트레스를 받으면 당분은 싸우거나 도망치는 데 필요한 에너지를 즉석에서 공급하고, 혈당이 떨어지면 몸이 기를 쓰고 저혈당 상태에서 벗어나려고 하기 때문이다. 우리 몸에서 아드레날린과 코르티솔이 어떻게 분비되든지, 건강에 해를 끼치는 것은 마찬가지다.

혈당이 요동치는 것을 롤러코스터에 비유하면, 롤러코스터 트랙은 혈당이다. 올라가면 인슐린이 생성되고, 내려가면 아드레날린과 코르티솔이 분비된다.

우리가 무언가를 먹거나 마시면 혈당이 올라가고 인슐린이 분비된다. 설탕이나 흰 빵, 케이크, 비스킷과 같은 정제된 음식을 먹거나 커피, 차, 콜라 같은 자극성 음료를 마시면, 음식이나 음료는 재빨리 혈관으로 흘러 들어간다. 그러면 우리 몸은 갑작스럽게 올라간 혈당에 대처하기 위해 인슐린을 더 많이 분비한다. 인슐린이 분비되면 혈당은 떨어지지만, 너무 많은 인슐린 분비를 촉발한 탓에 혈당이 지나치게 떨어져 다시 배고픔을 느낀다. 혈당 수치가 높아진 만큼 혈당은 더 떨어질 것이다. 혈당 수치가 떨어지면 우리 몸은 저혈당 수치(저혈당증)를 기억함과 동시에 다음의 두 가지를 요구할 것이다. 먼저 몸은 낮은 혈당을 올리기 위해 커피 한 잔이나 초콜릿 바 한 개를 먹으라고 재촉한다. 또 부신은 더 많은 아드레날린과 코르티솔을 만들도록 부추길 것이다. 떨어진 혈당을 바로잡기 위해 축적해 둔 당을 분비하도록 돕기 위해서다.

저혈당은 다혈질, 공격적 성향, 가슴 두근거림, 성욕 감퇴, 발작적 울음, 현기증, 불안, 혼미, 건망증, 집중력 저하, 피로, 불면증, 두통, 근육 경련 등의 증상을 일으킨다.

간혹 저혈당으로 인한 공황 발작 증세를 일으키는 여성들이 병원을 찾는다. 저혈당증의 심각한 문제 가운데 하나는 이처럼 공황 발작으로 보일 수 있다는 점인데, 이는 몸이 공격을 받고 있다고 생각해서 스트레스 호르몬을 분비하기 때문이다. 환자 가운데 한 여성은 슈퍼마켓에 갔다가 저혈당으로 인해 음식으로 가득 찬 카트를 그냥 둔 채 빠져 나왔다. 그녀는 그야말로 살기 위해 도망쳤다. 싸우거나 도망가기 모드에 들어선 몸이 그렇게 할 수밖에 없도록 만든 것이다. 혈당이 안정되자 '공황 발작'은 사라졌다.

우리 몸이 스트레스를 받고 있지 않다고 자각할 수 있게 하는 가장 좋은 방법은

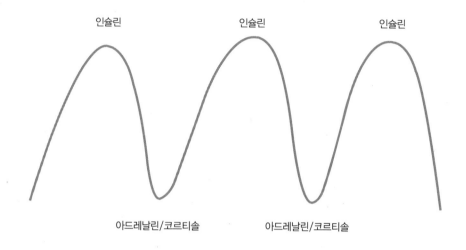

혈당 수치를 조절하는 것이다. 그래야만 우리 몸에 뱃살을 붙게 만드는 아드레날린과 코르티솔 분비를 줄일 수 있다.

위안이나
스트레스 해소

　사람은 모두 다르다. 어떤 여성들은 스트레스를 받으면 식욕을 잃고 몸무게도 줄어든다. 반면 어떤 여성들은 더 많이 먹는다. 연구 결과 코르티솔을 더 많이 만드는—심지어 스트레스를 받지 않을 때조차—여성은 '위안 삼아 먹는 사람(comfort eater)'의 경향이 있는 것으로 나타났다.

　한 연구에서 59명의 폐경 전 여성들에게 각각 다른 날에 스트레스를 주는 회의와 스트레스가 없는 회의에 참가하도록 했다. 스트레스를 주는 회의를 하는 날, 코르티솔을 많이 분비하는 여성들은 코르티솔 수치가 평상시와 다름없는 여성들보다 더 많은 칼로리를 섭취했다. 그들은 또한 단 음식들을 좋아했다. 스트레스를 받지 않는 회의를 하는 날에는 모든 여성들(코르티솔을 많이 분비하거나 적게 분비하는 여성 모두)이 비슷한 양의 음식을 섭취했다. 스트레스는 코르티솔을 더 많이 분비하는 여성들로 하여금 더 많이 먹게 하거나 단 음식을 더 많이 찾도록 만들었다.[1]

　비록 우리 몸이 스트레스를 받으면 재충전을 위해서 그렇게 한다고 해도 불가항

력적인 과정은 아니다. 얼마든지 이런 악순환에서 벗어나 날씬한 허리선을 되찾을
수 있다. 그것은 아주 쉽다. 다음에 그 답이 있다.

뱃살이 먼저 빠지는
9가지 식사법

1. 다이어트를 멈춰라(정말로!). 그리고 칼로리를 재지 마라.

2. 조금씩 자주 먹어라.

3. 아침을 거르지 마라.

4. 설탕과 정제 탄수화물을 모두 치워라.

5. 모든 음식에 단백질을 추가하라.

6. 필수 지방을 먹어라.

7. 허겁지겁 먹지 마라.

8. 마실 거리에 주의하라.

9. 음식에 대한 사고방식을 바꿔라.

1. 다이어트를 멈춰라

다이어트를 즐기는 사람은 아무도 없다. 다이어트는 어렵고 좌절하게 만들 뿐만 아니라 종종 돈이 많이 들고 반사회적이다. 여기 다시는 다이어트를 하지 않도록 만들어 줄 결정적인 근거가 있다.

다이어트는 효과가 없다. 이에 대한 확신은 1999년 《다이어트 자연 대체식품 *Natural Alternative to Dieting*》을 출간했을 때나 지금이나 마찬가지다. 다이어트를 하던 여성 중 3분의 1 정도가 다이어트를 한 뒤 몸무게가 이전보다 돌덩이 하나 정도 더 늘었다. 다이어트 산업은 거대 산업이다. 다이어트 산업은 은연중에 고객이 다이어트에 실패하기를 바라고 있다. 누구든지 음식 대체 음료와 살 빼는 약, 저지방 음식, 저탄수화물 바, 저칼로리 음식을 살 수 있다. 그러나 만일 제조사들의 주장대로 그것들이 효험이 있다면 누구든지 단시간 내에 살을 뺄 수 있을 테고 그들은 모두 망할 것이다.

다이어트란 쓰는 에너지보다 적게 먹는, 다시 말해서 음식 섭취를 급격히 제한하는 생물학적으로 부자연스러운 상태를 의미한다. 따라서 다이어트를 하면 몸이 필요로 하는 연료를 충분히 제공받지 못하고, 몸과 마음은 경고음을 울리며 생존 모드로 돌입한다. 몸무게를 유지하고 신진대사를 늦추면서 끊임없이 먹을 것을 종용한다.

전형적인 사례가 있다. 며칠 동안 아무것도 먹지 않는 크래시 다이어트를 하면 처음에는 모든 것이 잘되는 것처럼 보일 것이다. 그때 친구가 케이크를 들고 찾아온다. 케이크 조금쯤이야 어떠랴 싶어 한 조각 집어 든다. 그러나 일단 먹기 시작하면 멈추지 못하고 계속 먹게 된다. 다이어트에 맞서는 우리 몸은 사막을 지나가는 여행자와 비슷하다. 그는 오아시스를 만나면 가능한 한 많이 비적하려 할 것이다. 케이크를 바닥이 드러나도록 먹게 하는 주체할 수 없는 욕망은, 당신이 약하거나 돼지 같아서 생기는 것이 아니다. 단지 억제할 수 없는 생물학적 요구 때문에 통제력을 잃게 되는 것이다. 우리 몸은 굶고 있다고 생각하고 있으며, 실제로도 어느 정도 굶고 있다. 따라서 정말로 몸무게, 특히 뱃살을 줄이려면 음식 섭취량을 제한하는 것은 가장 마지막에 해야 한다.

다이어트와 요요의 악순환을 끊어라

많은 여성들이 요요 다이어트를 경험한다. 몇 주 동안 다이어트를 해서 몸무게를 줄인 뒤, 다시 원래의 식습관으로 되돌아가기 때문이다. 몸무게가 다시 돌아오고 나면 다이어트를 시작하기 전보다 몸무게가 더 늘어났음을 깨닫게 된다. 이 때문에 더 심한 다이어트를 시작하고 중단하면서 몸무게는 점점 더 늘어난다.

요요 다이어트는 흔히 일어나는 일로, 두 가지 문제를 야기한다. 우선 신진대사에 개입한다. 우리가 음식 섭취량을 줄일 때마다 신진대사는 둔해진다. 그리고 다시 정상적으로 식사를 하면 몸은 적응하는 데 시간이 걸리기 때문에, 신진대사가 느려진 상태에서 음식을 섭취하게 된다. 그러다 보니 결과적으로 다이어트를 끝냈을 때, 몸무게가 이전보다 더 늘어나게 되는 것이다. 몸의 단순한 생화학적 변화는 매일 일어날 수 있다. 간혹 병원에서 점심은 먹지 않고 커피 한 잔만 마시는 여성들을 본다. 그들은 점심에서 칼로리를 줄이면 몸무게를 뺄 수 있다고 믿지만 그렇지 않다. 그들은 저녁에 몸이 음식을 찾아 울부짖을 때 견뎌야 하는 고통을 받을 것이다.

하루 동안 음식을 적게 공급받았다고 느낀 몸은 기초 대사량을 줄인다. 우리 몸은 우리가 6시간 내에 음식을 먹을지 6일 내에 먹을지 알지 못하기 때문에 지나치게 경계를 한다. 오랫동안 기다리던 저녁식사를 위해 식탁에 앉았을 때, 낮 동안 굶주린 바람에 생긴 스트레스의 반응이 몸으로 하여금 음식을 지방으로 저장하라고 재촉한다. 식욕을 억제하는 커피와 콜라를 즐겨 마시면 이런 증상은 더 심해진다. 왜냐하면 카페인은 아드레날린과 코르티솔 분비를 촉진해 우리 몸이 더 많은 지방을 축적하도록 격려하기 때문이다.

다이어트를 끝내고 다시 정상적인 식사를 하게 되면 줄어든 몸무게(물과 근육, 아주 드물게는 약간의 지방이 섞인 조합)는 다시 지방 형태로 쌓이게 된다. 그러다가 굶으면 또다시 '가뭄'에 대비해 지방을 축적하도록 프로그래밍이 된다. 이것이 다이어트를 끝내면 몸무게(지방)가 더 늘어나는 이유다. 이 같은 악순환은 계속된다.

몸무게가 아니라 지방을 줄여라

이번에는 요요 다이어트로 인해 생기는 두 번째 문제다. 주말에 체중계 위에 올라서서 몸무게가 얼마나 줄어들었는지 확인해 보고 결과가 만족스러워도 실제로 살이 빠진 것은 아니다. 설령 몸무게가 단시간 내에 빠졌더라도, 줄어든 몸무게의 4분의 1은 물과 근육과 뼈이지 빼고 싶어 하던 지방은 아니다. 몸무게를 단시간 내에 빼면 좋겠지만 지방을 물리적으로 1주일에 450~900g 이상 뺄 수는 없다. 그러므로 스스로 휴식을 취해야 한다.

굶는 크래시 다이어트를 하면 굶고 있는 몸은 근육 조직을 연료로 사용한다. 이것은 좋은 생각이 아니다. 근육은 지방을 태우는 것을 돕기 때문에 많을수록 좋다. 크래시 다이어트를 하면 몸은 에너지로 쓰기 위해 근육을 포도당으로 바꾸는데, 이 방법은 에너지 낭비를 줄이는 이점이 있다. 그러나 문제는 우리 몸은 심장을 포함한 어떤 근육이든 사용할 수 있다는 점이다.

왜 지방을 태우려면 계속 열심히 움직여야 하는지 이해가 됐을 것이다. 근육은 대사에 적극적으로 관여하고 그 자체를 에너지로 사용하기 때문이다.

만일 크래시 다이어트를 효과적으로 실행한다면 몸무게를 10% 정도 뺄 수 있을 것이다. 그러면 우리 몸은 신진대사의 에너지 지출 비율을 15% 정도 줄여 이에 적응한다. 그렇기 때문에 사람이 음식을 몇 달 동안 전혀 먹지 않아도 생존할 수 있는 것이다. 또 저칼로리 다이어트를 해도 4~5kg을 빼기 어려운 이유이기도 하다. 최선의 노력을 하는데도 불구하고, 우리 몸은 먹는 음식에 맞춰 필사적으로 줄어든 몸무게를 유지하기 위해 모든 기능을 떨어뜨린다. 따라서 몸무게(지방)는 천천히 줄이고 처음부터 끝까지 신진대사를 건강한 수준으로 유지하는 것이 중요하다.

칼로리보다 음식의 양을 줄여라

칼로리는 열량의 단위이고 에너지를 만들어내는 음식의 속성이다. 예전에는 몸으로 들어가는 칼로리가 육체적인 활동으로 쓰는 칼로리보다 적으면 몸무게가 빠진다고 생각했다. 그러나 요즘은 이 원리가 모든 사람에게 적용되지 않는다는 것을 알고 있다. 활동적이고 많이 먹지 않는데도 계속 살이 빠지지 않는 경우가 있다.

모든 음식의 칼로리는 똑같지 않으며, 살을 빼거나 찌려는 노력은 살이 지방, 단백질, 탄수화물 가운데 어느 것 때문에 찌느냐에 달려 있다.

게다가 음식을 소화하기 위해서는 에너지가 필요하다. 이것을 음식의 열 효과라고 한다. 다시 말해, 음식 칼로리의 일부는 음식을 소화하는 데 쓰인다는 것이다. 예를 들어 상추 같은 음식은 반(反)칼로리 음식으로 분류한다. 왜냐하면 이런 음식을 소화하려면 음식에 포함된 칼로리보다 더 많은 칼로리가 소모되기 때문이다. 음식의 열 효과는 음식을 먹은 뒤 3시간 정도 지속된다.

단백질, 탄수화물, 지방은 열 효과가 각기 다르다. 단백질을 먹으면 탄수화물(10%)이나 지방(2%)보다 더 많은 에너지를 태운다. 즉 대사를 하는 데 20% 정도의 에너지가 더 필요하다. 따라서 얼마나 먹느냐만큼이나 무엇을 먹느냐도 중요하다.

필요 이상 먹고 에너지를 태우지 않아서 몸무게를 줄이지 못하더라도 칼로리를 계산하지도, 음식을 숫자(칼로리나 GI)의 조합으로 여기지도 말라고 당부하고 싶다. 대신에 점심과 저녁을 먹을 때 음식량을 체크하고, 접시에 놓인 음식량을 4분의 1 정도 줄이려고 노력하자. 무엇을, 얼마나 먹고 있는지에 좀 더 관심을 기울여야 한다.

2. 조금씩 자주 먹어라

이것은 생활에 아주 중요한 변화다. 음식은 넘쳐나니까 남는 지방을 저장할 필요가 없고, 이미 저장된 여분의 지방은 태울 수 있다고 우리 몸을 설득하는 일이다. 우리가 3시간 이상 음식을 먹지 않고 있으면 몸은 생존 모드로 전환할 준비를 시작할 것이다. 스트레스가 올라가면 코르티솔도 분비된다. 코르티솔은 지방은 지키고 근육을 분해해 연료로 공급하라고 명령한다.

혈당이 떨어지면 머리가 멍해지고 화를 잘 내게 된다. 그리고 커피 한 잔이나 비스킷 한 개에 손을 뻗게 된다. 이와 동시에 부신은 아드레날린과 코르티솔을 분비하고, 간으로 하여금 더 많은 포도당을 생산하도록 촉구한다.

건강한 방목자가 되기만 하면 된다. 3시간마다 무언가 조금씩 먹도록 훈련하면, 우리 몸에 스트레스를 받지 않고 있음을 알려 줄 수 있다. 또 신진대사량을 한 단계 더 끌어올릴 수 있을 뿐만 아니라, 오래 축적된 지방을 에너지로 쓸 수 있다. 《뉴잉글랜드 의학 저널New England Journal of Medicine》[2] 에 게재된 한 연구에 따르면, 식습관을 바꿔 3시간마다 먹기만 해도 2주일 만에 몸에 피해를 주는 코르티솔 수치를 17% 낮추는 것으로 나타났다. 이 연구에 참여한 사람들은 평소와 같은 양의 음식을 먹는 대신 아침, 점심, 저녁으로 먹지 않고 여러 번에 걸쳐 나누어 먹었다. 이것은 음식의 열 효과 메커니즘과 일치한다. 이 효과는 음식을 먹은 지 3시간 동안 지속된다. 이렇게 되면 당신이 다시 음식을 먹을 때 당신 몸도 다시 소화 모드로 전환하면서 더 많은 지방을 태울 것이다.

조금씩 자주 먹으면 다음의 3가지가 크게 달라질 것이다.

- 에너지를 회복할 것이다. 혈당이 3시간마다 효과적으로 올라가고, 안정을 되찾아 에너지 수치도 더 이상 롤러코스터처럼 오르락내리락하지 않고 안정될 것이다.
- 단것과 정제 탄수화물을 더 이상 원하지 않게 될 것이다. 아울러 혈당이 떨어지지 않기 때문에 몸이 빠르게 혈당을 회복할 필요도 없을 것이다. 예전에는 떨어진 혈당을 회복하려는 육체적인 욕망에 저항하기 위해 슈퍼 인간이 돼야 했지만, 이제는 혈당이 안정됐기 때문에 초콜릿 케이크 한 조각을 단념하는 것이 너무 쉬워졌다는 것을 깨닫고 놀랄 것이다.
- 혈당이 정상화되면 기분도 안정된다. 성마름과 공격적인 성향, 발작적인 울음, 걱정, 긴장 등의 롤러코스터에서 벗어난 우리 몸이 더 이상 스트레스를 받지 않는다고 생각하기 때문이다. 코르티솔 수치가 떨어지면 자동적으로 행복감을 느끼고 긴장이 완화된다. 인간의 몸은 아주 놀랍고 복잡한 장치여서 몸과 마음을 분리할 수 없다. 몸에서 변화가 일어나면 정서와 느낌도 따라서 변한다.

조금씩 자주 먹는 것은 아주 쉽다. 하루에 아침, 점심, 저녁 세끼를 확실히 먹고, 더불어 스낵으로 간단한 오전 간식과 오후 간식을 먹어 각 식사와 간식 간격이 3시간 이상 벌어지지 않도록 하자. 음식과 간식 먹는 법에 대해서는 뒤에서 언급한다.

3. 아침을 거르지 마라

나를 포함한 많은 전문가들이 아침을 하루의 가장 중요한 식사로 믿고 있다. 많은 사람들이 아침에 아이를 깨워 학교에 보내고, 직장에 나갈 준비를 하느라 종종거리는 바람에 커피 한 잔(종종 설탕까지 타고)을 쥐고서 출근한다. 그러나 그렇게 하면 실패하는 건 당연하다. 롤러코스터를 기억하자. 혈당이 올라가면 인슐린이 많이 분비되고, 그러면 뱃살에 지방을 축적하라는 크고 확실한 명령이 떨어진다.

아침을 쫄쫄 굶으면 우리 몸은 근육을 분해해 연료로 쓰려고 한다. 근육은 대사 작용을 활발하게 하고 지방을 태우는 것을 돕기 때문에 정말로 피하고 싶은 결과다. 아침을 먹지 않으면 혈당은 몇 시간 안에 떨어지고, 균형을 유지하기 위해 아드레날린과 코르티솔이 분비되면서 신속하게 균형을 유지한다.

다이어트를 하려면 아침 먹을 시간을 갖는 것이 매우 중요하다. 10~15분간 식탁에 앉아 포리지(오트밀에 물이나 우유를 넣은 것)나 무설탕 시리얼 한 그릇, 100% 과일 잼을 바른 밀 토스트 한 조각을 먹는다. 그렇게 하도록 훈련해야 한다. 이것은 정말 중요한 일이다.

포리지를 그다지 좋아하지 않더라도 먹는 것이 좋다. 포리지는 혈당을 꾸준히 올리고, 약간의 향신료를 더하면 효과를 더욱 높일 수 있다. 계피는 포도당을 세포 안으로 옮기는 데 도움을 주고, 제2형 당뇨병 환자의 포도당 수치를 낮추는 데 효과가 있으며, 열을 내어 지방을 태우는 데 도움이 되는 것으로 알려져 있다.[3]

강황(울금·심황) 역시 염증을 가라앉히는 데 도움을 주는 흥미로운 양념이다. 염증은 뱃살과 연관이 있으므로 다른 음식에 강황을 곁들이면 효과를 볼 수 있다.

4. 설탕과 정제 탄수화물을 모두 치워라

알다시피, 이번 게임의 목표는 자연적인 스트레스 반응을 통제하는 것이다. 우리 몸이 배 주위에 지방을 쌓아 두는 것을 멈추라는 메시지를 접수하도록 하는 것도 이 때문이다. 식습관을 조금씩 자주, 먹는 것으로만 바꾸어도 식이요법으로 인한 스트레스를 효과적으로 줄일 수 있다. 다만 혈당을 빨리 상승시키는 음식들은 피해야 올바른 방향으로 걸음을 내딛을 수 있다.

그러기 위해서는, 신속하게 소화되는 음식은 피할 필요가 있다. 요즘 높은 인기를 구가하는 GI(혈당 지수) 다이어트 가운데 하나를 집중적으로 공략하면 다이어트에 성공할 수 있지만, 이 방법은 너무 복잡하다. 더 쉬운 길이 있다.

'바른' 음식을 먹는 쉬운 방법

한마디로 말해서 음식은 빨리 소화될수록 혈관에 더 빨리 도착하고, 결과적으로 스트레스 반응도 더 커진다. 불 위에 올려놓은 종이와 석탄을 서로 비교해 보자. 종이는 큰 불꽃을 내며 타지만, 열은 그다지 많이 내지 않고 빨리 타 버린다. 열을 얻으려면 불 위에 더 많은 종이를 올려놓아야 한다. 반면 석탄은 열을 내는 데 더 많은 시간이 걸리지만 오랫동안 열을 유지한다.

식이요법의 관점에서 볼 때, 우리의 목표는 종이가 아니라 석탄과 같은 방식으로 음식을 먹는 것이다. 아무리 음식이 맛있더라도 말이다. 정제된 음식은 종이와 같다. 자연 상태의 음식은 석탄이다. 음식이 정제될수록, 즉 자연적인 요소가 사라질수록 더 빨리 혈관을 공격한다. 자연 상태의 음식을 많이 먹을수록 혈당은 더욱 안정된다.

좋은 예가 흰 빵과 통밀 빵의 차이다. 흰 빵은 섬유질을 빼앗긴 탓에 소화 체계에 재빨리 흘러 들어가 인슐린 수치를 높인다. 반면 통밀 빵은 껍질을 벗기지 않은 알맹이까지 통째로 분말로 만들어 섬유질이 많은 껍질을 모두 포함하고 있다. 이 때문에 통밀 빵은 영양분을 흡수하는 데 시간이 걸리고, 천천히 신체 체계를 통과한다. 또한 우리 몸이 스트레스 없이 자연스럽게 반응할 시간을 준다.

통밀 빵은 흰 빵보다 섬유질을 4배나 많이 함유하고 있고, 아연은 3배, 철분은 2배가 많다. 통밀 빵의 탄수화물은 몇 시간에 걸쳐 천천히 분해된다. 마치 불 속의 석탄처럼. 따라서 갑자기 혈관 속으로 당분이 넘쳐 흘러들어 갈 염려는 없다. 또 천천히 분해되기 때문에 식욕을 더 오랫동안 억제하고, 단 음식을 먹고 싶다는 욕구를 멈추게 한다. 왜냐하면 혈당이 롤러코스터를 타고 있지 않기 때문이다.

2004년 미국 보스턴의 터프츠 대학에서 459명의 건강한 사람들을 대상으로 3년 동안 실험한 결과, 흰 빵을 많이 먹는 사람들의 허리둘레가 가장 많이 늘었다. 흰 빵을 먹는 사람들의 허리둘레는 1년에 거의 1㎝씩 늘어나 습관적으로 통밀 빵을 먹는 사람들보다 3배나 많이 늘었다.

최근 연구 결과, 통밀 빵처럼 천천히 분해되는 음식을 먹으면 혈당 균형을 유지하는 데 좋을 뿐만 아니라, 심장병이나 당뇨병도 예방하거나 줄일 수 있다고 한다. 이것은 인슐린 저항성에 비추어 볼 때도 딱 맞아 떨어진다.[4]

재미있게도 알갱이 곡물에는 '효소 억제제'가 포함돼 있다. 효소 억제제는 녹말과 설탕의 소화를 늦추고 혈당 수치를 멈추게 하며, 당 반응을 효과적으로 줄인다. 이 억제제는 제2형 당뇨병을 통제할 수 있는 약과 비슷한 역할을 한다. 탄수화물의 소화를 늦춤에 따라 포도당을 혈액 속으로 천천히 스며들게 한다.

GI : 복잡하다고요? 금세 적응할 거예요!

혈당 지수(GI)는 데이비드 젠킨스(David Jenkins)가 만든 용어다. 젠킨스는 1981년 《미국 임상 영양 저널American Journal of Clinical Nutrition》에서 모든 탄수화물은 같은 비율로 분해되지 않고, 더 빨리 분해되는 탄수화물이 더 혈당을 높인다고 발표했다. 젠킨스는 처음에는 제1형 당뇨병을 다루기 위해 GI라는 용어를 썼지만, 이후 고콜레스테롤과 중성 지방(트리글리세리드) 문제로까지 사용 범위를 넓혔다.[5]

포도당의 GI를 100으로 한다. 왜냐하면 포도당이 혈당을 가장 빨리 올리기 때문이다. 여러 가지 탄수화물 50g을 포도당 50g과 비교했다. 예전에는 아이스크림이 통밀 빵보다 당뇨병에 더 좋은 음식으로 알려져 있었다. 그러나 1983년 같은 탄수화물을 비교한 실험에서 다른 결과가 나왔다. 일부 과학자들은, 이 결과가 테스트하는 시간에 피실험자의 혈당 수치가 달랐기 때문이라고 생각했다. 또 탄수화물이 '실제 먹는 것'과 다르게 실험됐다고 지적하기도 했다.

1988년부터 모든 음식을 비교하는 기준이 설탕에서 흰 빵으로 바뀌었지만 GI가 얼마나 정확한지에 대한 의심이 들기 시작했다. 문제는 수많은 요인들이 GI 측정의 재현성에 영향을 미칠 수 있다는 사실이다. GI 수치는 음식의 완숙도, 물리적인 형태(2.5㎝로 자른 감자를 으깨면 GI가 25% 상승), 같은 종류 내의 다양성(가령 파스타라면 모양이나 밀도, 조리법) 등 여러 요인에 의해 달라질 수 있다. 따라서 GI는 별로 도움이 되지 않는다. GI는 탄수화물이 얼마나 빨리 당으로 바뀌는가를 말해줄 뿐, 특정 음식의 탄수화물 함유량까지는 알려 주지 못한다. 때문에 초콜릿(GI 48)이 수박(GI 72)보다 GI가 낮다는 아주 모순된 결과가 나온다.

GL

GI와 관련된 문제들을 극복하기 위해 당부하(GL)라는 새로운 측정법을 도입했다. GL은 얼마나 많은 탄수화물이 음식에 포함돼 있는지를 중시한다. 혈당 수치에 진짜로 영향을 미치는 것은 탄수화물의 질(GI)과 양(GL)이다.

사람들은 심지어 GI 다이어트를 하면서 당근을 피하기까지 했다. 당근의 GI는 48로 초콜릿과 같기 때문이다. GL을 기준으로 하면 당근의 GL은 3.9밖에 되지 않고, 초콜릿은 14나 된다. 따라서 GI 대신 GL을 기준으로 하는 것이 좋다. 과학자들은 GL보다 더 의미가 있는 GGE(포도당 등가물)라는 새로운 측정법도 도입했다.[6] 이 측정법은 복잡하다. 머지않아 GGE를 대체할 만한 새로운 측정법이 나올 것으로 믿는다. 그러니 측정법은 잊어버려라! 칼로리, GI, GL, 그리고 최근의 GGE까지 모두 머리만 복잡하게 만들 뿐이다. 차트를 가지고 다닐 필요도 없고, 온갖 주절주절 늘어놓은 데이터를 참고하지 않아도 되는 쉬운 방법이 있다.

대부분의 음식은 조합 비율은 다르지만 탄수화물, 지방, 단백질이 모두 들어 있다.

탄수화물은 녹말과 설탕이며, 빠르게 분해되는 탄수화물과 느리게 분해되는 탄수화물 두 가지로 나눌 수 있다.

빨리 분해되는 탄수화물은 혈당을 급속하게 끌어올렸다가 혈당을 떨어뜨려 스트레스 호르몬을 분비한다. 설탕을 친 음식은 모두 빨리 분해된다. 음식 라벨에 붙은 설탕을 살펴보고 어디에 숨어 있는지 유심히 살피자.

- 과당 (프룩토오스)

- 포도당 (글루코오스)

- 우선당 (덱스트로오스)

- 젖당 (락토오스)

- 맥아당 (말토오스)

- 자당 (수크로오스)

이름이야 어떻든지 이들은 모두 당으로, 인슐린 저항성이 되게 하고 뱃살을 늘어나게 한다. 식료품 회사는 제품에 사용한 모든 원료를 함유량 순서대로 적어야 한다. 따라서 만일 모든 당을 '설탕'이라는 이름으로 통일하면 라벨의 제일 위에 올라올 것이다. 그러나 식료품 회사들은 설탕의 함유량을 줄이고 리스트 아래로 끌어내리기 위해 설탕을 자당, 포도당 등의 다른 이름으로 교묘하게 분류한다.

방심하면 안 된다. 설탕은 깡통에 넣은 채소나 구운 콩, 토마토케첩, 수프, 예상치 못한 파스타 소스에도 첨가된다. 작은 통에 들어 있는 과일 요구르트나, 심지어 '건강에 좋다'는 유기농 생과일 요구르트에도 설탕이 40ml나 들어 있다.

겨를 눈여겨보라

흰 빵 대신 미맥(米麥) 곡류를 먹고 다른 음식에 겨를 보충해 보자. 겨는 기술적으로 제련된 음식이다. 정제하지 않은 곡류에서 벗겨내 그것만 팔기도 한다. 겨는 '파이테이트(phytate)'라는 영양 성분을 함유하고 있다. 이 성분은 유익한 미네랄을 결합하고 자석처럼 칼슘과 아연, 마그네슘을 끌어당긴다. 건강에 필수적인 미네랄은 소화 과정에서 겨와 함께 방출된다.

아이러니컬하게도 겨는 종종 변비 치료에 쓰이기도 하지만 소화 기관에 염증을 일으켜 위에 가스가 차게 만들기도 한다. 통밀처럼 조물주가 만들어 낸 그대로의 정제하지 않은 형태를 먹는 것이 훨씬 좋다.

정말로 뱃살을 줄이려면 특별한 경우에 약간 먹는 것을 제외하고는 모든 당을 완전히 끊어야 한다.

앞에서 언급했듯이, 흰 빵, 흰 쌀, 비스킷, 케이크 같은 정제 음식은 빨리 분해된다. 비스킷이나 케이크 같은 음식들은 2배나 빨리 분해된다. 설탕과 흰 가루가 결합돼 있기 때문이다.

과일은 비타민과 미네랄을 제공하는 훌륭한 식품이다. 특히 세포가 공격당하는 것을 막아 주고 노화를 늦추는 항산화제를 포함하고 있다. 그러나 과일에는 과당이 많으니, 혈당을 통제하려면 과일 섭취량도 제한하는 것이 좋다.

특히 바나나와 포도는 가장 빨리 탄수화물이 분해되는 과일이므로 삼가야 한다. 견과류나 씨 같은 단백질을 섭취하는 것이 좋다. 과일을 말리면 설탕이 농축되므로 건포도는 아주 조금만 먹어야 한다. 아니면 단백질과 함께 먹는 방법도 있다. 다이어트를 시작하고 첫 4주 동안에는 과일 주스를 마시지 않는 것이 좋다. 이후에는 과일 주스를 묽게 해서 음식과 함께 마신다. 오렌지주스 한 잔은 오렌지 여덟 개와 맞

먹는다. 주스로 마시기보다는 오렌지를 그냥 먹는 것이 좋다. 오렌지의 섬유질이 소화를 늦추는 역할을 하기 때문이다.

지방 배분을 통제할 수 있는 처음 석 달까지는 감자와 고구마는 먹지 않는 것이 좋다.

천천히 분해되는 탄수화물	빨리 분해되는 탄수화물
곡물 (통밀, 호밀, 귀리, 죽, 현미, 보리, 옥수수, 기장)	정제 곡물 (흰 밀가루, 케이크, 비스킷, 흰 빵, 패스트리, 인스턴트 죽, 흰 쌀)
콩 (렌즈콩, 강낭콩, 대두)	흰 설탕, 노란 설탕, 포도당, 꿀, 메이플 시럽
채소 (메밀)	감자, 고구마
과일 (베리, 체리, 사과, 배, 감귤류)	바나나, 말린 과일, 포도, 과일 주스

섬유질

흔히 섬유질은 위장과 변비 완화에만 관계한다고 생각하는 경향이 있다. 그러나 섬유질은 뱃살을 제거하는 데 중요한 역할을 한다. 음식에 포함된 섬유질은 위에서 장으로 내려가는 음식의 비율을 줄임으로써 혈당 변화를 통제하는 데 도움을 주고 코르티솔 분비량을 줄인다. 소화가 느려진다는 것은 당을 혈관 속으로 빨리 분비하지 않아 인슐린이 많이 분비되지 않는다는 뜻이다. 섬유질은 또한 위에 가득 찬 느낌을 주어 배고픔을 덜 느끼게 함으로써 식욕을 조절하도록 만든다.

섬유질의 형태는 크게 두 가지가 있다.

- 수용성 : 과일과 오트밀, 채소, 콩 등에 들어 있다.
- 비수용성 : 통곡류와 견과류에 들어 있다.

수용성 섬유질은 인슐린을 통제하는 데 지대한 영향을 미쳐 혈당의 변화를 효과적으로 조절[7]할 뿐만 아니라, 콜레스테롤을 규제하는 데도 도움을 준다. 왜냐하면 수용성 섬유질은 먹고 배설하는 음식에 포함된 콜레스테롤과 지방을 결합할 수 있기 때문이다.

비수용성 섬유질은 섬유질 식품(roughage)으로, 장의 연동 작용을 돕는다.

밀가루 음식을 줄이거나 피해라

밀에는 전분의 가장 흔한 형태인 아밀로펙틴이 많다. 밀은 빨리 분해되기 때문에 아밀로오스처럼 인슐린에 긍정적인 영향을 주지 않는다. 정제하지 않은 밀로 만든 빵이 흰 빵보다는 낫지만, 몸무게를 더 빨리 줄이려면 가급적 밀가루 음식은 피하고, 호밀이나 옥수수로 만든 빵이나 파스타를 먹는 것이 좋다.

밀에는 또한 글루텐(부질)이라는 단백질이 들어 있다. 글루텐은 소화 기관에서 끈적끈적한 물질을 만드는데, 이 물질은 끈적끈적하고 소화하기 어려워서 독성 물질과 가스를 만드는 유해한 박테리아의 성장을 촉진한다. 심하면 만성 장병(臟病)을 일으킬 수도 있다. 만성 장병은 밀, 호밀, 보리, 귀리 같은 곡물에 함유된 글루텐이 일으키는 알레르기다. 만성 장병을 앓는 환자의 위에서는 백혈구가 발견된다. 위는 글루텐을 이상한 물질로 여기도록 설계되어 있어서 그것을 거부하기 때문이다. 만성 장병은 몸무게를 줄어들게 하고 설사를 유발할 뿐 아니라, 필수 비타민과 미네랄을 충분히 흡수하지 못하게 만든다. 만성 장병이 의심되면 의사를 찾아 진단을 받는 것이 좋다.

요즘 밀은 대량으로 생산하기 위해 글루텐을 많이 함유하도록 유전자 조작이 되어 있다. 만일 소화가 안 되고 가스가 차며 복부 팽만감, 변비, 설사와 같이 소화에 문제가 생긴다면 1주일 동안 밀을 먹지 말고 어떤 차이가 있는지 관찰해 보아야 한다. 수프와 소스 등에 들어가는 밀도 조심해야 한다. 라벨에는 '녹말'로 표시돼 있는데, 거의 정제된 것이다. 밀을 먹지 않았더니 속이 편해졌다면 글루텐 함량이 밀보다 적은 스펠트 밀을 먹는다. 근대 밀의 '원조'로 알려져 있는 스펠트 밀은 밀 알레르기가 있는 사람도 완전히 소화할 수 있다.

저항성 전분

모든 곡물이 몸 안에서 같은 방식으로 소화되지는 않는다. 저항성 전분(위산과 소화 효소에 소화되지 않기 때문에 이런 이름이 붙었다)은 대장까지 소화되지 않은 채 내려간다. 이 때문에 소장에서는 소화와 흡수가 일어나지 않는다. 저항성 전분은 섬유질처럼 행동하고, 대장운동을 하게 만들며, 유익한 세균의 연료가 된다.

콩과 귀리에 들어 있는 아밀로오스는 저항성 전분이고, 인슐린 반응을 늦추는 데 아주 긍정적인 역할을 한다. [8]

탄수화물과 건강

탄수화물을 건강의 관점에서 보면 어떠할까? 탄수화물을 많이 섭취하는 여성들은 유방암에 걸릴 위험이 높다고 알려져 있다. 섭취하는 칼로리 중에서 탄수화물이 차지하는 비중이 57% 이상인 여성들은 그렇지 않은 여성에 비해 유방암에 걸릴 확률이 2배나 높다. [9] 수크로오스(자당)와 프룩토오스(과당)가 유방암 발병과 매우 밀접한 연관이 있기 때문이다. 설탕으로 인해 인슐린 수치가 높아지면 세포 분열이 활발해지고 몸의 에스트로겐 수치가 올라간다. 연구에 따르면 섬유질은 탄수화물의 흡수를 늦춰 유방암 발병 위험을 낮추는 효과가 있다.

우리는 천천히 분해되는 탄수화물과 빨리 분해되는 탄수화물을 각각 '좋은' 탄수화물과 '나쁜' 탄수화물로 부른다. 하지만 나는 그보다는 '건강한' 탄수화물, '건강을 해치는' 탄수화물로 부르고 싶다. 건강을 해치는 탄수화물은 건강을 위협하고 뱃살을 늘리는 반면, 건강한 탄수화물은 그렇지 않다. 이러한 사실은 동물 실험을 통해 확실히 밝혀졌다. 실험 쥐 두 그룹에 69%의 탄수화물을 함유한, 거의 같은 음식을 먹였다. 한 그룹에는 천천히 분해되는 탄수화물을, 다른 그룹에는 빨리 분해되는 탄수화물을 주었다. 18주가 지난 뒤 살펴본 결과, 빨리 분해되는 탄수화물을 먹은 쥐의 몸에서는 지방이 71%나 늘어났다. 그것도 대부분 뱃살 지방이었다. 항아리 모양의 쥐가 된 것이다! 두 번째 연구에서는 더욱 두드러진 결과가 나타났다. 빨리 분해되는 탄수화물을 먹은 쥐는 그렇지 않은 쥐보다 몸에 지방이 93%나 증가했다.[10]

요점은 우리 몸은 탄수화물을 필요로 한다는 것이다. 탄수화물은 몸이 가장 선호하는 연료 공급원이다. 중요한 것은, 섭취하는 탄수화물의 질과 음식에 함유된 단백질과의 균형이다.

뇌는 탄수화물로 움직인다. 탄수화물을 충분히 섭취하지 않으면 생각을 제대로 할 수 없고 우울해진다. 그래서 나는 탄수화물을 적게 섭취하는 다이어트를 권하지 않는다. 서구 사회는 불행히도 탄수화물, 특히 좋지 않은 탄수화물을 많이 섭취해왔다.

뱃살 제로

프룩토오스(과당)의 진실

가루 형태인 프룩토오스는 과일에서 나오는 것이 아니라 곡류를 아주 잘 정제한 것이다. 프룩토오스는 그동안 당뇨병과는 무관하다고 여겨져 왔는데, 이는 수크로오스(자당)처럼 혈당을 급격히 상승시키지 않기 때문이다.

그렇지만 불행하게도 프룩토오스 역시 건강에 부정적인 영향을 미친다. 수크로오스와 달리, 프룩토오스는 지방으로 축적되기 위해 직접 간으로 보내져서 혈중 콜레스테롤과 중성 지방 수치를 상승시키고, 인슐린과 코르티솔 생산을 자극한다. 즉 혈당 상승을 촉진하지는 않아도 인슐린 저항성을 유발한다.

과일에 들어 있는 프룩토오스를 섭취하는 것과는 전혀 다르다. 과일에는 섬유소가 있고 그 밖에도 자연 비타민과 미네랄이 포함돼 있기 때문이다.

몇 주 만에 탄수화물 섭취를 급격하게 줄이면 호르몬 분비가 줄어들어 갑상선 기능과 신진대사가 영향을 받는다. 탄수화물 섭취를 너무 줄이면 혈당이 떨어지고 혈액 속의 포도당 수치를 올리기 위해 아드레날린 호르몬이 분비된다. 그 결과 코르티솔 호르몬 수치가 올라간다. 앞에서 살펴보았듯이, 코르티솔 수치가 높으면 배 주위에 지방을 저장하라는 명령이 떨어지고, 갑상선 기능에도 더 많은 영향을 미친다. 이와 같은 과정이 반복되면서 악순환에 빠지는 것이다.

설탕만큼이나 나쁜 인공 감미료

'저설탕', '다이어트' 혹은 '저칼로리' 등의 수식어가 붙은 식료품에는 대개 아스파탐 같은 화학 감미료가 들어 있다. 이들 감미료는 감자 칩이나 아이스 바, 소스, 라면, 일부 약(라벨 참조)에도 포함돼 있다.

하지만 인공 감미료가 몸무게를 줄이는 데 도움이 된다는 것은 잘못 알려진 사실이다. 연구에 따르면 인공 감미료를 정기적으로 먹는 사람들은 식욕이 늘어나면서 몸무게도 늘어나는 경향이 있다.[11]

시중에는 인공 감미료가 많이 나와 있다. 가장 오래된 사카린을 비롯해 시클라메이트, 아세설팜 칼륨, 수크랄로스, 그리고 인공 감미료 가운데 가장 널리 쓰이는 아스파탐 등이 있다.

아스파탐은 설탕보다 180배나 달아 단맛에 중독되게 만든다. 아스파탐은 뇌의 화학적인 세로토닌 수치를 변화시켜 기분을 우울하게 만들기도 한다.[12] 우울증은 종종 SSRI제제(선택적 세로토닌 재흡수 억제제)로 치료한다. 이 약은 세로토닌의 사용을 최적화하도록 작용해 우울증을 없애고 식욕을 떨어뜨린다. 아스파탐은 이 약과 정반대 역할을 한다.

그렇지만 아스파탐이 문제를 일으키는 이유는 또 있다. 미국에서는 아스파탐이 건강에 아주 중대한 문제를 일으킨다고 판단해, '아스파탐 독성정보센터(www.holisticmed.com/aspartame)'를 설립했다. 아스파탐이 소화되면 메탄올과 함께 아스파르트산, 페닐알라닌 등 2가지 아미노산이 몸에 분비된다. 메탄올은 포름알데히드(청산가리와 비소 같은 독극물로 분류)로 바뀐 뒤 다시 포름산염이나 포름산(개미산)으로 전환된다.[13] 아미노산은 모든 단백질의 구성 요소로 상호 작용을 한다. 보통 다른 아미노산과 결합해 단백질 형태로 적은 양이 몸에 흡수된다. 그러나 아스파탐의 경우 아스파르트산과 페닐알라닌 형태로 많은 양이 몸에 흡수된다. 그 결과 뇌의 아미노산 대사에 균형이 깨진다.[14] 쉽게 말해서 인공 감미료는 우리 뇌가 아미노산을 쓰는 방법에 악영향을 미친다.

2005년, 아스파탐의 새로운 폐해가 드러났다. 이탈리아에서 암컷 쥐에게 사람이 먹는 양과 같은 양의 아스파탐을 먹인 결과, 피부 T세포 림프종과 백혈병을 일으킬 수 있다는 결론에 도달했다. 이 결과는 유럽 식품 안전국(EFSA)에 보고됐다.

아스파탐은 또 중독성 우려도 있다. 다이어트 음료를 매일 3~4병씩 마시거나 설탕이 없는 껌을 씹던 사람이 그것을 끊으려고 하면 금단 증상이 나타날지도 모른다. 이 밖에 아스파탐을 규칙적으로 섭취하면 기분 급변, 기억력 감퇴, 언어 장애, 팔다리 통증, 두통, 우울, 두드러기·뾰루지 같은 피부 질환, 발작, 경련, 눈 질환, 구역질, 구토 등의 증상이 나타날 수 있다.

나는 꾸준히 부모들에게 인공 감미료가 들어 있는 음식을 피하라고 충고해 왔는데, 효과적으로 인공 감미료를 피하려면 라벨에 붙어 있는 깨알만한 글씨들을 읽어 보는 것이 좋다. '다이어트' 등의 이름을 붙여 단 음식뿐만 아니라 짭짤한 음식에도 들어 있을 가능성이 높기 때문이다.

5. 모든 음식에 단백질을 추가하라

단백질은 음식에서 가장 중요한 요소다. 단백질은 세포와 근육, 뼈, 머리카락, 피부, 손톱 등을 만드는 기본 요소이기 때문이다. 단백질은 25가지 아미노산으로 만들어진다. 이 가운데 8개는 '필수 아미노산'으로, 몸에서 만들어지지 않기 때문에 음식으로 섭취해야 한다. 나머지 17가지 아미노산은 몸에서 자연적으로 만들어진다. 근육은 단백질로 만들어지기 때문에 든든한 근육을 유지하려면 단백질을 충분히 섭취해야 한다. 근육은 지방을 태우는 신진대사를 활발하게 하기 때문에 뱃살을 줄이는 데 도움이 된다는 사실을 명심하자.

모든 먹는 음식에 단백질을 포함시켜야 한다. 위가 음식을 소화시켜 다음 단계의 소화 기관으로 옮기는 시간을 늦추면 단백질을 포함한 탄수화물의 이동도 함께 늦쳐지기 때문이다. 동물성이건 식물성이건 단백질을 탄수화물에 추가하면 탄수화물의 분해가 느려진다. 단백질을 추가하는 것은, 아침으로 먹는 죽에 견과류와 씨를 뿌리는 것처럼 아주 쉬운 일이다. 파트 10에 이 같은 식사 요령을 소개한다.

균형이 가장 중요하다. 곧 단백질, 탄수화물, 지방의 균형이 잘 맞는 식단이 필요하다. 물론 식사할 때마다 단백질을 섭취하는 것은 '음식 조합의 원칙'—나는 이것을 '음식 부조합의 원칙'으로 불러야 한다고 생각한다—에 어긋난다.

음식 조합의 원칙은 단백질과 탄수화물은 따로 먹어야 한다는 믿음에 바탕을 두고 있다. 왜냐하면 이 두 가지는 소화에 필요한 효소가 달라서 효과적으로 소화하기 어렵기 때문이다. 만약에 이 두 가지를 동시에 먹으면 소화가 잘 되지 않고, 소화가 덜 된 음식은 내장에 보관돼 발효가 되면서 가스가 차게 된다. 그러다 만일 소화가 제대로 되지 않아 에너지로 쓰이지 않으면 지방으로 저장되는 것이다.

과학적인 근거가 없는데도 사람들은 이 식이요법으로 살을 뺀다. 모르는 사이에 1회 음식량을 줄여 살을 뺄 수도 있다. 그렇지만 나는 음식 조합이 항아리 모양의 체형을 가진 사람들에게는 좋지 않다고 확신한다. 왜냐하면 이런 식이요법은 혈당 흐름을 나쁘게 만들기 때문이다. 특히 탄수화물로만 식사를 하는 경우에는 더 그렇다.

단백질은 소화 비율을 늦춰서 인슐린을 조절하는 데 도움을 준다. 또한 지방을 태우는 호르몬인 글루카곤의 생산을 촉진한다. 글루카곤은 인슐린처럼 췌장에서 생산되지만 인슐린과는 반대 방식으로 작용한다. 지방을 에너지로 쓰도록 부추겨 혈중 포도당을 늘리는 것이다.

하지만 아무리 단백질이 중요하더라도, 고단백질과 단백질로만 이루어진 식사는 권장하고 싶지 않다. 이 같은 식사 형태를 장기적으로 지속하면 건강에 유익하지 않을 뿐 아니라 심각한 위험을 초래할 수 있기 때문이다. 다시 한 번 말하지만, 문제는 균형이다.

문제는 몸이 탄수화물에 굶주릴 때 글리코겐 저장고에서 에너지를 찾는다는 것이다. 1g의 글리코겐에 4g의 물이 달라붙어 있기 때문에 저탄수화물 식사를 하면 단시간에 몸무게를 많이 뺄 수 있는 것처럼 보인다. 그러나 단시간에 빠진 몸무게는 지방이 아니라 탈수로 인한 것이다. 몸은 글리코겐 저장고가 완전히 고갈되어야 지방세포를 분해하기 시작한다.

만일 단백질만 섭취하면 우리 몸은 '케톤증'*이라는 비정상적인 신진대사 상태에 빠질 것이다. 체내에 탄수화물이 충분하지 못해 몸이 지방을 연료로 사용해야 하기 때문이다. 케톤은 굶거나 당뇨병이 있을 때 생성된다. 이런 일이 일어나면 몸은 글자 그대로 생존하기 위해 먹는다. 지방뿐만 아니라 근육도 분해해 사용한다. 케톤은 호흡 곤란, 집중력 저하, 급격한 기분 변동, 기억력 감퇴 등과 같은 부작용을 낳는다. 나는 살을 빼기 위해 케톤 다이어트를 하다가 다이어트를 그만둔 뒤 머리카락이 많이 빠지는 여성들을 보았다.

이론적으로 보면 케톤 다이어트를 하면 환상적인 몸매를 갖는 것은 식은 죽 먹기라고 생각할지 모르겠다. 하지만 고단백질 다이어트는 몸에 질소를 쌓이게 한다. 질소는 단백질을 분해하면 생기는 것으로, 보통 간과 신장에서 대사돼 오줌으로 배출된다. 그러나 고단백질 다이어트를 하면, 몸에 질소가 너무 많이 쌓여서 간과 신장에 타격을 줄 수 있다.

뱃살을 줄이기 위해 해야 할 또 다른 일은, 몸의 자연적인 염증 과정을 조절하는 것이다. 불행히도 붉은 살코기나 유제품 같은 음식들은 염증을 유발하는 호르몬인 프로스타글란딘을 만든다. 이런 음식에는 필수 지방산을 생성하는 건강에 좋은 프

---

* 케톤증 : 체내에 탄수화물이 부족하거나 체지방의 과도한 분해로 인해 체내 케톤이 다량 축적돼 대사성 산중독증을 일으키는 질환.

로스타글란딘은 들어 있지 않다. 포화지방에서 생성되는 특정 프로스타글란딘은 염증을 일으킨다. 콜라겐을 분해하는 성분인 PGE2는 아라키돈산*에서 생산된다. 아라키돈산은 유제품에서 주로 만들어진다. 따라서 식단에서 유제품을 줄이거나 없애고 생선이나 달걀 같은 다른 동물성 단백질을 이용하는 편이 낫다. 유제품 가운데는 유기농, 자연 발효, 플레인 요구르트(설탕 40ml가 들어 있는 과일 요구르트 말고)가 가장 좋다. 소화에 도움을 주는 유익한 박테리아를 포함하고 있기 때문이다. 그렇지 않으면, 우유로 만든 것보다는 양이나 염소 치즈를 적당히 먹으면 된다.

아라키돈산이 들어 있는 붉은 고기와 달걀에는 모두 필수 아미노산이 들어 있다. 이들은 '1등급 단백질'이나 '완전 단백질'로 불린다. 연구에 따르면 달걀에 포함된 필수 아미노산인 류신은 혈당을 안정시켜 몸무게를 빼는 데 도움을 준다.[15]

그리고 알려진 것과는 반대로, 잘 먹인 닭이 낳은 달걀에는 콜레스테롤이 많지만 포화지방이 적고, 오메가-3 필수 지방산이 다량 포함돼 있다. 단 자유롭게 방목해서 낳은 유기농 달걀을 먹어야 한다. 닭이 먹는 사료가 달걀의 질에 결정적인 역할을 하기 때문이다.

양질의 단백질을 먹도록 노력하자. 나는 생선(가급적 자연산이나 유기 양식), 유기농 달걀, 콩, 견과, 씨 등을 추천한다. 붉은 살코기는 피하라고 권한다. 붉은 살코기에는 심장 질환과 위장 장애를 일으키는 포화지방이 많기 때문이다.

우유를 줄여라

우유 섭취를 줄여야 하는 이유는 매우 많다.

● 유당 불내증(lactose intolerant)이 있을 수 있기 때문이다. 유럽인의 15%, 아시아

---

* 아라키돈산(AA) : 포유류의 지방에 들어 있는 불포화지방산.

인·흑인 그리고 아메리칸 인디언의 70~90%가 유당 불내증이 있는 것으로 추정된다. 이들은 어른이 되면 우유 소화 효소인 락타아제를 만들지 못한다. 유당 불내증이 유발하는 증세는 위에 가스가 차는 등 가벼운 위장 장애에서 심한 설사, 복통에 이르기까지 다양하다. 유당 불내증이다 싶으면 식탁에서 1주일 동안 우유와 유제품을 치워 버리고 증세가 사라지는지 살펴보면 된다.

● 널리 알려진 대로 우유의 단백질 부분(카세인)은 알레르겐(알레르기를 일으키는 원인 물질)으로, 습진과 같은 피부 트러블을 일으킨다. 우유와 밀 등은 부신을 자극함으로써 알레르기 반응을 일으킨다. 대부분의 알레르기 반응은 염증을 일으키는 히스타민과 다른 물질이 분비되면서 발생한다. 코르티솔은 항염 작용이 매우 커서 특정 음식에 알레르기 반응이 일어날 때 작용을 한다. 만일 우리가 몸이 다루기 힘들어 하는 음식을 계속 먹는다면 코르티솔 수치와 더불어 지방을 축적하려는 경향도 늘어날 것이다. 반면 우리가 그런 음식의 섭취를 중단한다면 반응도 변한다. 알레르기를 일으키는 음식을 먹지 않으면 몸무게가 줄어드는 것도 이러한 이유에서다.

● 우유에는 갓 태어난 송아지에게 필요한 최상의 물질이 들어 있는데, 이 물질은 인간 세포에 부정적인 영향을 미친다고 알려져 있다. 인슐린 유사 성장 인자(IGF-1)는 성장을 촉진하는 물질이다. 주로 유년기에 우리 몸에서 자연적으로 생산되며 우유 속에 풍부하게 들어 있다. 우유에 함유된 성장 인자는 젊은 포유류의 성장과 발전을 돕는 역할을 한다. 송아지는 태어나서 몇 시간 안에 서서 걸어야 한다. 이 동물에게 중요한 것은 육체적인 성장이다. 하지만 불행하게도 IGF-1은 세포 복제와 분화에 관여한다. 연구에 따르면 IGF-1은 세포 분열을 촉진하는 물질인 미토겐처럼 작용하며 유방과 전립선, 폐, 대장을 포함한 다양한 암세포들을 분열시킨다.[16)

- 2005년 《국제 암 저널International Journal of Cancer》에 발표된 논문에 따르면 매일 한 잔의 우유를 마시면 여성 자궁암 발병 위험이 높아진다.[17] 이 논문을 통해 우유에 들어 있는 젖당인 락토오스가 자궁암 발병률을 13%나 높인다는 사실이 밝혀졌다. 하지만 요구르트와 치즈에서는 특별한 위험이 없는 것으로 나타났다. 우유를 요구르트와 치즈로 만들 때 발효하는 과정에서 락토오스를 분해하는 효소가 만들어지기 때문에 우유를 발효한 식품에는 젖당인 락토오스가 들어 있지 않다.

- IGF-1은 세포 자살도 막는다. 파트 3에서 설명했듯이 이것은 암 발생과 연관이 있다. 세포를 죽지 않고 살아남게 만들어 암세포가 되게 한다. 설령 암 발생 위험이 낮다고 해도, IGF-1은 이름 그대로 인슐린과 비슷한 인자여서 지방 세포에 포도당의 저장을 촉진할 수 있다.

- 소의 성장을 촉진하기 위해서 항생제를 먹이기도 하는데, 이 약은 결국 우리 몸 안으로 들어온다. 일반 의약품에 항생제를 남용해 내성 결핵과 같은 병이 생겨난 것이다. 우리가 먹는 음식이 항생제에 노출된다면 더 큰 문제가 생길 것이다.

- 다른 문제는 농민들이 소에서 가능한 한 많은 우유를 짜내려고 하는 바람에 소는 이제 '우유 기계'가 되었다는 사실이다. 30년 전에는 소 한 마리에서 하루 9리터의 우유를 짜냈는데, 지금은 하루에 약 56리터를 짠다. 이는 송아지 한 마리가 마실 수 있는 양의 8배나 된다. 이처럼 대량의 우유를 생산하기 위해서 인위적으로 촉진된 우유 생산이 결국은 우유에 악영향을 미치고 있는 것이다.

- 우유를 고온에서 살균하면 우유의 지방이 트랜스지방으로 바뀌어 심장 질환을 일으킬 수 있다.

이와 같은 이유들로 인해 유제품이 '완전 식품'의 목록에서 사라졌다.

채식주의자

과거에 채식주의자들은 8가지 필수 아미노산을 얻기 위해서 식사 때마다 채소를 먹어야 한다고 생각했다. 하지만 요즘은 매일 먹는 음식에 몇 가지 다른 식품을 섞어 먹으면 8가지 필수 아미노산을 얻는 데 충분하다는 사실을 알게 됐다. 콩, 견과, 씨, 곡물 등의 혼합물을 매일 먹을 필요가 있다.

콩은 온갖 필수 아미노산을 함유한, 완전 단백질로 평가받는다. 다만 유기농 콩인지 확인해 봐야 한다. 유전자를 변형한 콩일 수도 있기 때문이다. 다른 문화권에서는 전통적으로 콩을 최고의 식품으로 여겼다. 일본 사람들은 두부와 미소, 간장, 템페(콩을 발효시켜 만든 음식) 형태로 먹는다.

분리 대두 단백* 제품은 피하는 것이 좋다. 라벨에서 구성 요소를 보면 확인할 수 있다. 분리 대두 단백 제품은 가공을 해서 만들기 때문에 원래의 콩과는 다르고 알루미늄과 질산이 미량 포함되어 있다. 빵, 비스킷, 피자, 유아식 같은 가공 식품에는 콩이 최고 60%까지 포함되어 있다. 하지만 대부분 분리 대두 단백이다. 분리 대두 단백 제품을 일반 콩 제품과 구별하려면 성분표를 보면 된다. 또 유기농이라는 라벨이 붙어 있으면 유전자 변형(GM) 콩이 아니다.

채식주의자들에게 필요한 또 다른 양질의 단백질 원료는 퀴노아**이다. 퀴노아는 씨지만 곡물로 쓰이며 단백질과 비타민, 미네랄이 풍부하게 들어 있다.

해초는 채식주의자나 비채식주의자 모두에게 좋은 식품이다. 칼로리가 적고 미네

---

* 분리 대두 단백(soya protein isolate) : 콩에서 단백질만 90% 이상 되게 추출한 완전 콩 단백질. 필수 아미노산 중 메티오닌 함량이 낮아 육류 단백질보다 영양적 가치가 낮다고 평가되지만 이런 제한 아미노산을 보강해 줌으로써 영양적 가치가 높아지며 양질의 단백질원으로 사용할 수 있다.

** 퀴노아 : 쌀보다 조금 작은 둥근 모양으로, 조리가 쉽고 단백질·녹말·비타민·무기질이 풍부해 영양 면에서 우유에 버금가는 곡물.

랄이 풍부한데, 미네랄 중에서도 아연, 망간, 셀레늄, 칼슘, 마그네슘, 철, 특히 요오드가 많이 들어 있다. 요오드는 신진대사를 규제하는 갑상선이 제대로 기능을 하도록 하는 데 필수적이다. 해초는 김, 다시마, 대황, 톳 등 그 종류가 다양하다.

6. 필수 지방을 먹어라

많은 사람들이 '지방이 당신을 살찌게 만든다(Fat makes you fat)'고 믿고 있다. 하지만 진짜 범인은 식료품에 포함된 설탕과 정제 탄수화물이다. 이것들이 인슐린(지방을 저장하는 호르몬) 생산을 늘리고, 비만을 촉진하는 스트레스 호르몬을 분비하게 만든다. 하버드 대학교 공공건강대학원은 지방을 줄인다고 해서 몸무게가 줄지 않는다는 사실을 확인했다. 월터 윌넷(Walter Willett)박사는 "지방이 많은 음식을 먹는 것이 몸이 비대해지는 주요 원인은 아니다"라고 말했다.[18] 그는 특히 "지방을 줄이자고 강조하는 바람에 비만을 줄이고 건강을 증진하려는 노력에 큰 혼란이 빚어졌다"고 덧붙였다.[19] 이 연구는 저지방 음식을 먹자고 강조하는 것은 논점을 흐리는 것이라고 주장한다. 이러한 사실은 지난 20년 동안, 특히 미국에서 지방 소비량은 감소했는데도 비만은 증가하는 역설적인 결과를 통해 확실히 입증된다.

나쁜 지방

나쁜 지방, 즉 포화지방은 붉은 살코기와 유제품에 포함돼 있으며, 심장 질환과 대장암 발병 위험을 높인다는 점에서 건강에 좋지 않다는 것은 의심의 여지가 없다. 포화지방은 또한 세포막을 딱딱하게 만들고 인슐린을 수용하기 어렵게 해서 인슐린 저항성이 될 위험을 높인다. 가장 치명적인 것은 포화지방에다 정제 탄수화물과 설탕을 같이 먹는 것이다. 가령 번(우유와 버터에 건포도나 호두를 넣고 구운 둥글고 작은 영국 빵)과 버거를 함께 먹는 식이다. 이는 콜레스테롤과 중성 지방(피 속의 지방)을 늘려 심근 경색과 뇌졸중을 일으킬 수 있다.

좋은 지방

평생 저지방 다이어트에 매달리면 포화지방의 소비는 줄일 수 있지만, 동시에 불포화지방이 부족해질 수 있다. 불포화지방은 필수 지방산*으로 불린다. 이름 그대로 필수 지방산(견과, 씨, 등 푸른 생선 등에서 얻을 수 있다)은 우리 몸에 반드시 필요하고, 스스로 만들어 낼 수 없기 때문에 음식을 통해서만 섭취할 수 있다.

필수 지방산이 부족하면 다음과 같은 증세가 나타날 수 있다.

- 체중 감량의 어려움
- 피부 건조
- 발뒤꿈치나 손끝 피부 갈라짐
- 탈모
- 상처가 잘 낫지 않음
- 비듬
- 우울
- 화를 잘 냄
- 손톱이 부드러워지고 잘 깨짐
- 알레르기

---

* 필수 지방산(EFA) : 고등 동물의 성장이나 건강을 유지하기 위해 체외에서 섭취해야 하는 지방산으로 비타민 F라고도 한다. 리놀레산·리놀렌산·아라키돈산 등이 있다.

- 안구 건조
- 의욕 부진
- 관절 통증
- 피로
- 고혈압
- 관절염
- 생리 전 증후군(PMS)
- 가슴 통증

이 같은 증세가 나타나 병원을 찾은 여성들은 견과, 씨, 등 푸른 생선, 아보카도 등을 먹지 않는다고 고백한다. 왜 그럴까? 그들은 이런 식품이 살을 찌게 만든다고 생각한다. 그런데도 그들의 몸무게는 줄지 않고 필수 지방산 부족증으로 고통을 받고 있다.

필수 지방산은 다음과 같은 이유로 인해 반드시 필요하다.

- 소화에 걸리는 시간을 늦춰 탄수화물이 천천히 분해되게 만든다.
- 신진대사를 촉진한다.
- 인슐린 저항성이 되는 것을 막는다.
- 염증을 줄인다.

탄수화물에 지방을 첨가하면 단백질을 첨가했을 때처럼 음식이 대장에 느리게 흡수된다. 따라서 탄수화물에 지방(물론 불포화지방)을 첨가하면 음식의 가치를 높일 수 있다. 방법은 아주 쉽다. 아침식사로 포리지를 먹을 때 견과류나 씨를 첨가하는 식이다. 견과류와 씨에는 단백질과 필수 지방이 들어 있어 일석이조다. 아니면 음식을 먹기 전에 데친 채소 위에 냉압된(cold-pressed) 양질의 유기농 참깨나 해바라기 기름, 엑스트라 버진 올리브유 등을 채소 위에 뿌려도 된다.

필수 지방은 신진대사를 촉진하기 때문에 몸무게를 줄이는 데 도움이 된다. 특히 오메가-3 EFA는 지방을 태우는 역할을 한다. 포도당을 지방으로 저장하기보다는 연료로 쓰라고 명령하고, 지방과 콜레스테롤의 신진대사가 활발해지도록 돕는다. 이 말은 동맥이 막히는 증상을 막을 수 있다는 뜻이다. 2000년에 8만 5,000명을 대상으로 한 미국 간호사 건강 연구에서 EFA를 함유한 생선을 1주일에 한 번 섭취한 사람들은 한 달에 한 번 섭취한 사람에 비해 심장 마비에 걸릴 위험이 29%나 낮았고, 1주일에 다섯 번 먹은 사람은 심장 마비로 죽을 확률이 절반으로 줄었다.[20]

EFA는 인슐린 저항성을 바꿈으로써 뱃살을 줄이는 데 도움이 될 뿐만 아니라 우울증도 줄일 수 있다. 뇌세포의 활동을 도와 신경전달물질이 제 역할을 할 수 있게 하기 때문이다.

EFA는 또한 염증 유발 호르몬인 프로스타글란딘의 생산을 조절함으로써 염증을 줄여 주는 역할을 한다. 앞에서 언급했듯이 이것은 매우 중요한 역할이다. 뱃살은 몸이 인슐린을 이용하지 못하게 만드는 염증을 유발하기 때문이다.

우리 몸은 EFA를 이용해 프로스타글란딘을 생산한다. 프로스타글란딘은 염증을 예방하고 면역체계를 조절하며 비정상적인 피의 응고를 줄여 준다.

하지만 불행히도 우리 몸은 염증을 일으키는 '나쁜' 프로스타글란딘을 생산한다.

PGE2가 바로 이런 '나쁜' 프로스타글란딘으로, 염증을 돋우고 혈액을 응고시킨다. PGE1과 PGE3는 항염 작용을 하고 혈액 응고를 막으며 혈압을 낮추는 '좋은' 프로스타글란딘으로 분류된다.

오메가-3 EFA가 인슐린 저항성과 싸우는 방법

오메가-3 EFA는 세포막의 기능을 정상화하는 데 필수적이다. 세포막은 60% 정도가 지방으로 이루어져 있는데, 오메가-3 EFA는 세포막을 더 유연하고 역동적으로 만들며, 세포 속의 인슐린 수용체가 인슐린에 더 민감하게 반응하도록 한다. 인슐린 수용체는 세포 바깥쪽에서 세포가 인슐린과 결합하도록 한다. 세포와 인슐린이 합쳐지면, 세포는 혈액에서 포도당을 뽑아 에너지로 사용할 수 있다.

기름기 있는 생선, 아마인, 호두, 콩, 호박씨, 푸른 잎 채소에 함유된 오메가-3 EFA(알파-리놀렌산) 시리즈는 좋은 프로스타글란딘인 PGE3로 바뀐다.

그러나 견과와 씨에서 발견되는 오메가-6 EFA는 '좋은' PGE1 또는 '나쁜' PGE2 프로스타글란딘으로 바뀐다.

인슐린 수치가 높을 때는 우리 몸이 오메가-6 EFA를 PGE1으로 바꾸지 못하고, 대신에 '나쁜' PGE2를 더 많이 생산한다. 그 결과 우리 몸은 인슐린에 더 이상 반응하지 못하게 되어 염증이 늘어난다. 이 과정이 계속 반복되면서 뱃살은 더욱 두터워진다.

악순환을 깰 수 있는 방법은 다양하다. 그 가운데 가장 좋은 방법은 다음 사항을 동시에 수행하는 것이다.

● 다음의 '필수 지방산' 도표에서 보듯, 우리 몸은 효소를 이용해 오메가-6 EFA는 GLA로, 오메가-3는 EPA와 DHA로 바꾼다. 그러나 스트레스 호르몬과 인슐린 수치가 높아지면 전환이 제대로 이루어지지 않기 때문에 스트레스는 금

필수 지방산

오메가-6 시리즈

오메가-3 시리즈

리놀레산
(해바라기 씨, 참깨, 호두, 아마인, 콩)

알파-리놀렌산
(아마인, 호두, 호박씨, 콩, 푸른 잎 채소)

인슐린과 스트레스 수치가 높으면
아연, 마그네슘, 비타민B$_6$, 비오틴(비타민 H) 생산이
중단돼 다음 단계로 전환된다

감마-리놀렌산(GLA)
으로 전환
(달맞이꽃, 유리지치, 취란화유)

에이코사펜타에노산(EPA)
으로 전환
(기름진 생선)

전환에 비타민C와 B$_3$가 필요

전환에 비타민C와
B$_3$가 필요

아라키돈산(AA)
(고기와 유제품에 함유)

PGE1
항염 작용을 하는
'좋은'
프로스타글란딘

PGE2
염증을 일으키는
'나쁜'
프로스타글란딘

PGE3
항염 작용을 하는
'좋은'
프로스타글란딘

DHA
뇌와 심장
기능에 중요

물이다(파트 7 참고).

- 이런 전환을 활발하게 하기 위해서는 비타민B6와 마그네슘, 아연, 비오틴이 필요하다. 이들을 어떻게 음식에 보충제로 추가하는지에 대해서는 파트 5에서 살펴본다. 우리 몸은 스트레스를 받으면 여러 가지 비타민과 미네랄 보충제를 필요로 한다. 이들이 부족할수록 EFA를 전환하기가 점점 어려워진다.

- 높은 인슐린 수치는 오메가-6 기름이 아라키돈산(AA)으로 바뀌는 원인이 되고, 아라키돈산은 '나쁜' 프로스타글란딘 PGE2를 생산한다. 이 책에서 권하는 대로 따르면 인슐린을 최소화해서 오메가-6 기름이 염증을 일으키는 '나쁜' 프로스타글란딘으로 바뀌는 것을 줄일 수 있다.

- 오메가-3의 섭취를 늘리면 항염 작용을 하는 프로스타글란딘인 PGE3의 생산을 촉진할 뿐만 아니라, 오메가-6 EFA가 AA로 바뀌는 것을 막을 수 있다.

만일 인슐린 수치가 높으면 GLA 보충제(예를 들어 달맞이꽃 종자유나 취란화유)를 먹어 봤자 아무 소용이 없다. 왜냐하면 GLA는 AA로 바뀐 뒤 '나쁜' 프로스타글란딘인 PGE2로 전환되기 때문이다.

몇 년 전까지만 해도 우리는 음식을 섭취할 때 오메가-3과 오메가-6을 균형 있게 섭취하려 했다. 그러나 현재 서구인들의 식단에는 오메가-6(채소 기름과 씨)가 오메가-3(기름진 생선, 콩, 아마인)보다 무려 10배 가까이 많이 포함돼 있다. 결국 염증을 일으키는 '나쁜' 프로스타글란딘이 식단에 많아졌다는 뜻이다.

지방을 태우는 메커니즘이 빨리 작동하도록 하려면 오메가-3를 보충제 형태로 3개월간 섭취하는 것이 좋다. 스트레스 호르몬은 오메가-3가 EPA로 바뀌는 것을 막기 때문에 생선 기름이나 오메가-3보다는 EPA 보충제를 섭취하는 것이 좋다. 그래야 이런 문제를 피해서 '좋은' 프로스타글란딘 PGE3를 자동으로 생산할 수 있다.

생선을 전혀 먹지 않고 뱃살이 있는 채식주의자들이 뱃살 빼기가 좀 더 어려운 이유가 여기에 있다. 스트레스 호르몬이 아마인과 콩, 호두 등에 함유된 오메가-3 기름을 EPA로 전환하는 것을 막기 때문이다. 코르티솔 호르몬을 통제하려면 이 책에서 제안한 권고를 따라야 한다. 연구 결과, 오메가-6 채소 기름을 덜 먹으면 오메가-3가 EPA로 전환되는 비율이 높아진다.[21] 따라서 EFA를 채소 기름에서 얻으려 하기보다는 단백질과 EFA를 동시에 함유한 견과류와 씨에서 얻는 것이 바람직하다.

올리브유 섭취를 늘려라

올리브유는 필수 지방산으로 분류되지 않는다. 올리브유는 오메가-9 단일 불포화지방(monounsaturated fat)으로 단일 불포화지방이 많고 '나쁜' 콜레스테롤인 LDL을 낮추며, '좋은' 콜레스테롤인 HDL을 높이는 것으로 알려져 있다. 올리브유는 재배지인 지중해 연안에서 심장병 발병률을 낮추는 요인으로 작용한다. 오메가-6와 오메가-3 EPA를 균형 있게 섭취하려면 해바라기유 같은 오메가-6 EFA보다는 올리브유를 더 많이 섭취하는 것이 좋다.

튀김, 구이 요리에 올리브유를 사용하라

올리브유에 열을 너무 가하거나 직사광선에 놓아 두거나, 요리한 뒤 다시 사용하면 산화가 빨라져 활성산소(free radical)라는 화학 반응 물질의 공격을 받기 쉽다. 활성산소는 암과 관상동맥 질환, 류머티스 관절염, 조로 등을 일으킬 뿐만 아니라 콜라겐(세포를 결합시키는 '시멘트')을 공격하고 건강한 세포를 파괴함으로써 노화 속도를 앞당긴다.

이런 일을 예방하기 위해서는 냉압과 가공 과정을 거치지 않은 식물성 기름이나 엑스트라 버진 올리브유를 선택해야 한다. 불행하게도 슈퍼마켓에서 파는 대부분의 기름은 올리브나무에서 되도록 많은 양의 기름을 빼내기 위해 화학 물질과 열을 이용한 것인데, 그와 같은 가공 방식은 기름의 영양과 질을 떨어뜨린다. 되도록 유기농 올리브유를 사용하고 햇빛이 들지 않는 곳에 보관하는 것이 좋다.

또 해바라기유 같은 복합 불포화지방은 열을 가하면 불안정해지기 때문에 튀김 요리에는 사용하지 않는 것이 좋다. 구이 요리를 할 때는 올리브유나 버터를 사용해야 한다. 단, 단일 불포화 올리브유는 활성산소를 유발하지 않지만 버터는 포화지방이기 때문에 그렇지 않다. 요리할 때는 되도록 열을 적게 가하는 것이 좋다. 가급적 튀기지 말고 찌거나 훈증 또는 굽는 것이 바람직하다.

트랜스지방 : 최악의 지방

포화지방이 나쁘다면, 트랜스지방은 더 나쁘다. 트랜스지방은 해바라기유 같은 복합 불포화지방에 고온과 압력으로 수소를 통과시켜 만든다. 트랜스지방은 기름의 단일 구조를 변화시켜, 마가린처럼 더 단단하고 신축성 있게 만들어 오래 보관할 수 있도록 한 것이다. 편의점에서 구입하는 케이크, 비스킷 등 가공 식품의 라벨을 보면 트랜스지방을 쉽게 찾아볼 수 있다. 수소를 첨가한 식물성 기름, 경화유(硬化油)라고 적혀 있는 것이 바로 트랜스지방이다.

트랜스지방은 위장에서 플라스틱처럼 변하기 때문에 우리 몸이 소화시키려면 사투를 벌여야 한다. 또한 트랜스지방은 섭취한 음식물에서 필수 지방의 흡수를 막고 심장병 발병 위험을 높인다. 한 연구에 따르면 트랜스지방을 먹는 사람들은 포화지방을 먹는 사람보다 HDL('좋은' 콜레스테롤) 수치가 21%나 낮았다. 트랜스지방을 2%만 더 먹어도 심장병에 걸릴 위험이 30%나 높아지는 것으로 나타났다.[22] 뿐만 아니라 트랜스지방은 '나쁜' 콜레스테롤인 LDL을 늘리고, LDL 분자의 크기를 줄인다. 이로 인해 작아진 LDL 분자는 동맥벽에 플라크처럼 달라붙어 동맥 경화를 일으킨다.[23]

이와 함께 트랜스지방은 인슐린 저항성이 될 가능성을 높인다. 세포막을 딱딱하게 만들어 인슐린을 수용하기 어렵게 만드는 것이다. 이 밖에 트랜스지방이 제2형 당뇨병 위험을 높인다는 보고도 나와 있다.[24]

항상 라벨을 확인해야 한다. 마가린 용기에 '해바라기유로 만들었다'고 적혀 있는 것은, 수소를 첨가해 딱딱하게 하는(수소 첨가 경화) 과정을 통해 알 수 없는 물질로 바뀌었다는 뜻이다. 일반 마가린보다는 유기농 버터나 수소 첨가 경화 과정을 거치지 않은 마가린을 사용하는 것이 좋다. 항상 라벨을 읽고 구성 요소 목록을 유심히 살펴본 뒤, 수소 첨가 경화 지방이나 기름이 없는 것을 고른다.

2004년 덴마크 정부는 덴마크 내에서 트랜스지방을 2% 이상 함유한 기름이나 지방의 판매를 금지했다. 다른 나라도 이 같은 조치를 따랐으면 하는 바람이다.

7. 허겁지겁 먹지 마라

이 프로그램을 제대로 실천하려면 뱃살을 늘리는 코르티솔을 통제하고, 혈당을 균형 있게 유지할 필요가 있다. 그렇게 하면 스트레스 호르몬의 생산이 중단된다. 파트 7에서 언급한 권고를 지켜 스트레스를 받지 않도록 해야 한다. 우리 몸은 무엇이(내부적으로는 혈당 변동, 외부적으로는 교통 혼잡) 스트레스를 유발하는지 개의치 않는다. 스트레스에 대한 반응은 곧 뱃살의 증가를 불러온다.

계속해서 허겁지겁 먹으면 우리 몸은 시간이 부족하다는 메시지를 받게 돼 스트레스를 받게 된다. 이렇게 스트레스를 받는 상황에서 먹으면 소화 기관이 폐쇄된다. 우리 몸은 먹은 샌드위치를 소화하기보다 생존을 위해 에너지로 저장하기를 더 좋아하기 때문이다. 따라서 스트레스를 받으며 식사하면 배에 가스가 차고 더부룩해진다. 음식이 위에서 소화되지 않은 채 발효되는 것이다.

이러한 사실은 우리 몸에 전혀 다른 메시지를 전해줘야 한다는 것을 시사한다. 몸이 스트레스를 받지 않으며 모든 것이 잘 되어 간다고 인식하도록, 완전히 새로운 메시지를 전해야 한다. 그래야 소화 기관이 맡은 바 임무를 다하고, 섭취한 음식물에서 비타민과 미네랄을 전부 흡수할 수 있다.

그러기 위해서는 반드시 앉아서 가능한 한 편안한 자세로 음식을 먹어야 한다. 식사 시간이 10분밖에 되지 않더라도, 편안히 앉아 음식을 씹어 먹는 것을 즐겨야 한다. 단순히 입에 음식을 쑤셔 넣는 것은 금물이다. 스낵은 일하면서 먹어도 되지만 필요할 때 조금만 먹는 것이 좋다. 스낵을 전혀 먹지 않는 것보다는 혈당 하락을 막기 위해 식사 후 3시간 내에 조금 먹는 편이 낫다.

무엇보다 잘 씹는 것이 중요하다. 소화의 첫 단계가 입에서 일어나기 때문이다. 씹으면 다른 소화 기관에 먹고 있다는 신호를 알려 주어 음식물을 넘겨받을 준비를 하게 할 수 있다. 따라서 우리가 음식을 잘 씹지 않아 입 안에서 음식을 잘게 쪼개지 않으면, 소화 기관은 준비 신호를 받지 못하게 되고, 결국 위에는 소화시킬 수 있는 양보다 많은 음식이 내려올 것이다.

음식을 천천히 먹어서 좋은 또 하나의 이점은 과식을 하지 않게 만든다는 것이다. 우리 뇌는 음식을 먹기 시작한 지 20분이 지나야 충분히 먹었다는 것을 알게 된다. 따라서 천천히 먹으면 음식을 적게 먹게 된다. 먹는 동안 뇌가 충분히 먹었다는 신호를 보낼 것이기 때문이다. 반대로 빨리 먹으면 뇌가 이것을 알아차리기 전에 실제로 필요한 양보다 더 많은 음식을 먹게 될 것이다. 배고픔과 식욕 사이에는 커다란 차이가 있다.

또 하나 기억해야 할 것은, 음식을 먹는 동안에는 음료수를 마시지 말아야 한다는 것이다.

8. 마실 거리에 주의하라

혈당을 빠르게 분비하는 음식을 제한함으로써 코르티솔을 통제하는 것도 중요하지만, 무얼 마시는지도 중요하다.

뱃살의 원인, 카페인을 끊어라

커피, 홍차, 녹차, 초콜릿, 콜라, 기타 탄산음료와 더불어 두통 치료제와 같은 약물에는 카페인이 들어 있다. 많은 사람들이 깨닫지 못하고 있지만, 차와 커피는 몸무게, 특히 뱃살을 찌게 하는 요인이다.

카페인은 몸에서 코르티솔 분비를 촉진하고, 코르티솔은 인슐린 분비를 촉발한다. 계속해서 카페인이 우리 몸을 인슐린 저항성으로 만들고, 그로 인해 포도당은 곧바로 지방으로 바뀌어 뱃살에 저장된다. 연구 결과, 카페인은 당뇨병이 없는 사람의 인슐린 민감성*을 15%나 떨어뜨리는 것으로 나타났다.[25] 카페인은 또한 혈액 속의 '나쁜' 유리 지방산과 아드레날린 수치를 높인다. 연구자들은 카페인으로 인한 인슐린 민감성의 하락은 메트포르민(먹는 당뇨병 치료제)과 같은 약을 복용할 때 생기는 인슐린 민감성 상승과 맞먹는다는 사실을 알아냈다. 따라서 인슐린 민감성을 높이는 약을 복용하는 사람이 카페인을 끊으면 약이 필요 없을지도 모른다. 그것은 카페

---

*인슐린 민감성 : 인슐린이 근육 속으로 들어가게 하는 포도당의 양.

인이 약효를 떨어뜨린다는 것을 의미한다.[26] (그렇다고 의사와 상의하지 않고 약 복용을 중단하는 것은 금물이다.) 심지어 〈카페인: 인슐린 저항성의 원인?〉[27]이라는 제목을 붙인 연구까지 나왔을 정도다. 뱃살을 줄이기 위해서는 카페인을 끊을 필요가 있다.

카페인이 든 음료를 마시는 것은, 몸에게 공격을 받고 있으니 지방을 저장해야 한다고 말하는 것과 같다. 축적된 지방을 내보내라고 납득시키려면, 먹는 음식에서 카페인을 빼야 한다.

카페인 음료를 마시는 것은, 스트레스를 받는 것이나 마찬가지다. 커피 2~3잔 분량의 카페인을 마신 사람과 스트레스를 받는 일을 하고 있는 사람을 비교한 결과, 연구자들은 코르티솔 같은 스트레스 호르몬이 비슷한 수준으로 분비된다는 사실을 알아냈다.[28]

또 다른 문제는 카페인이 중독성이 있다는 사실이다. 차와 커피는 약물처럼 작용한다. 카페인 효과가 떨어지기 시작하면 더 많은 카페인을 원하게 되어, 마치 롤러코스터처럼 오르락내리락하면서 악순환을 반복하게 된다. 이것은 차나 커피 한 잔과 비스킷 한 조각 없이는 일을 할 수 없다고 느끼는 사람들이 힘겨운 오후를 버티는 가장 일반적인 방법이다. 차나 커피에 설탕을 추가할 때마다 롤러코스터의 오르막은 더 올라가고, 내리막은 더 내려가서 우리 몸에 더 큰 해를 끼치게 된다.

카페인은 작용이 빠르고 혈액·뇌장벽*을 쉽게 통과한다. 연구에 따르면 커피를 한 시간 이내에 한 잔씩 마시면 몸의 모든 세포에 카페인이 퍼지고, 모든 체액에서 카페인 흔적이 발견된다고 한다.[29] 카페인은 신경전달물질인 아데노신의 작용을 억

---

* 뇌장벽(blood-brain barrier) : 뇌에만 있는 모세혈관으로 수용성 약물 등 외부 물질로부터 뇌를 보호하는 뇌 보호벽. 질병 치료를 위한 약물 유입도 막아 뇌 질환 치료를 어렵게 한다.

제한다. 아데노신은 우울증과 위장 활동 억제, 심장 박동 감소, 신경 활동 저하 등을 일으키는 것으로 알려져 있다.[30) 따라서 카페인을 섭취하면 심장 박동과 혈압, 위장 활동 등이 활발해진다. 카페인은 또한 다른 신경전달물질인 도파민을 활성화시킨다. 도파민은 암페타민과 코카인 같은 흥분제가 작용하도록 한다.[31)

카페인은 약처럼 작용하기 때문에 갑자기 카페인을 끊을 수는 없다. 갑자기 끊으면 두통, 구역질, 피로, 근육 경련, 우울증 등과 같은 금단 증세가 생길 수 있다. 금단 증세를 막으려면 몇 주에 걸쳐 천천히 끊어야 한다. 하루 마시는 커피 양의 절반 정도를 카페인을 뺀 채 마시는 것으로 시작해 점차 카페인 양을 줄여 나가는 것이 좋다. 허브 차와 원두커피(grain coffee) 같은 다른 음료로 바꾸는 것도 좋다. 최종 목표는 카페인 없는 커피도 마시지 않는 것이다. 왜냐하면 커피에는 카페인 외에도 테오브로민(이뇨제·혈관 확장제)과 테오필린(이뇨제·혈관 확장제·강장제) 같은 다른 흥분제가 포함돼 있기 때문이다.

콜라도 나쁘다. 많은 여성들이 끊을 수 없을 정도로 깊이 콜라에 중독돼 있다. 하루에 콜라를 8캔이나 마시는 여성도 본 적이 있다. 하지만 콜라에는 카페인과 인공 감미료가 함께 들어 있기 때문에 마시지 말아야 한다. 다만 단번에 끊는 것은 힘들 테니, 하루에 한 캔 정도 마시는 정도로 천천히 줄여 나가는 것이 좋다.

초콜릿도 해롭다. 초콜릿에도 '비겁하게' 카페인이 포함돼 있다. 유기농 초콜릿이나 다크 초콜릿으로 바꾸어 봐야 소용이 없다. 이들 초콜릿에는 설탕이 적게 들어 있을 뿐, 카페인 효과를 더 강하게 하는 코코아 고형물이 밀크 초콜릿보다 더 많이 들어 있다.

우리는 몸이 '지방을 분해하라'는 명령을 받기 시작하는 시점을 알 수 있다. 커피나 차 한 잔을 마시려는 욕구가 사라지는 때가 바로 그때다. 4주 정도 카페인을 참아 내면 녹차를 마실 수 있게 된다. 발효하지 않은 잎으로 만든 녹차에도 카페인이

들어 있기는 하지만, 항산화제인 폴리페놀은 물론 다량의 항암 물질도 들어 있다.[32] 녹차는 콜레스테롤을 줄이고 '좋은' 콜레스테롤인 HDL을 늘리는 데 도움을 준다.[33] 폴리페놀이 몸무게와 체지방에 어떤 영향을 미치는지에 대한 연구는 많이 나와 있다. 녹차 추출물을 12주 동안 먹으면 허리둘레와 BMI, 체지방이 상당히 줄어드는 것으로 나타났다.[34] 카페인을 끊고 나서 3개월 동안은 녹차를 마시지 않고, 대신 녹차 추출물을 보충제 형태로 먹더라도 지방을 줄이는 데 효과가 있다. 보충제에는 카페인이 거의 들어 있지 않기 때문이다.

알코올을 멀리하라

전통적인 '맥주' 뱃살을 생각해 보자. 액체 탄수화물인 맥주는 혈액에 재빨리 흡수돼 코르티솔과 인슐린을 분비하고, 결과적으로 인슐린 저항성이 되게 만든다. 뱃살을 없애려고 한다면 몇 주 동안 알코올을 마시지 말아야 한다. 금주가 어려우면 맥주보다는 술 가운데 가장 덜 해로운 포도주를 마시는 것이 좋다.

알코올은 여러 가지로 몸에 해롭다. 우선 영양 성분을 빼앗는다. 몸에서 비타민과 미네랄, 특히 아연, 칼슘, 마그네슘, 비타민C, 비타민B군을 빼앗아 몸에 해를 끼친다. 이 같은 비타민과 미네랄, 특히 '스트레스' 비타민으로 불리는 비타민B군은 몸이 스트레스에 대처하도록 돕는 데 필수적이다. 이에 대해서는 파트 5에서 살펴본다.

알코올은 또 항염 작용을 하는 '좋은' 프로스타글란딘을 생산하는 데 필요한 EFA의 신진대사를 방해한다.

이 밖에도 알코올은 커피처럼 이뇨 작용을 해서 탈수 증세를 일으키기도 한다. 그러면 몸은 스트레스를 받고 있다고 판단해 코르티솔 수치를 올린다. 이러한 상황은 굶을 때 몸에서 일어나는 반응과 같다.

간은 폐기물을 처리하고 해독 작용을 하는 몸의 장기다. 알코올뿐만 아니라 독소와 폐기물, 약물, 몸에서 만들어내는 호르몬 등을 처리하고 해독한다. 간은 몸에서 가장 큰 장기로, 흡수, 유화(乳化), 이동, 저장 같은 지방 신진대사와 담즙 생산, 단백질 신진대사, 콜레스테롤 생산, 피브리노겐(피의 응고를 막는 물질) 생성, 효소 생산, 혈당 조절 등 여러 기능을 한다. 우리가 절대로 해서는 안 되는 일이 바로 알코올을 마시는 것이다. 알코올이 들어가면 간이 해야 할 일이 너무 많아지기 때문이다. 술을 마시면 간으로 하여금 몸이 위험에 빠졌다고 생각하게 만들어, 간이 너무 지쳐서 해야 할 일을 제대로 하지 못하게 되는 만성 피로 증상까지 일어난다.

또 다른 우려는 간에서 콜레스테롤이 만들어지는데, 이 콜레스테롤이 스트레스 호르몬을 만드는 출발점이라는 사실이다. 우리가 혈당의 롤러코스터나 과중한 업무로 인해 만성 스트레스에 시달린다고 판단하면, 간은 더 많은 콜레스테롤을 만들어낸다.

그러므로 알코올을 마신 뒤 적어도 4주 동안은 간을 쉬게 하는 것이 좋다. 간 기능을 활성화하기 위해서는 파트 5에서 제시한 보충제와 허브 권고를 따르는 것도 좋다. 가족 축하연이나 다른 중요한 일로 어쩔 수 없이 알코올을 마셔야 하는 경우라면, 빈 속에 마시지 말고 알코올 흡수를 느리게 하기 위해 지방이나 기름이 포함된 음식을 먹은 뒤 마셔야 한다. 이는 알코올을 마실 때마다 기억해야 할 좋은 정보다. '낮술'은 절대 금물이다.

소프트드링크가 비만을 부른다

소프트드링크*에는 과당이 많이 포함돼 있다. 미국에서는 소프트드링크 소비가

---

*소프트드링크 : 알코올 성분이 포함돼 있지 않거나 아주 적게 함유된 음료. 청량음료, 과즙, 탄산음료, 커피, 코코아 등.

늘어나면서 비만도 늘어났다.[35] 소프트드링크는 설탕이 효과적으로 액화되어 혈액 속으로 빠르게 흡수된다. 따라서 혈당 롤러코스터가 시작되도록 만들고 지방을 저장한다. 과당이 많이 포함된 시럽 대신에 인공 감미료가 들어 있는 소프트드링크로 대체하는 것도 도움이 되지 않는다. 왜냐하면 소프트드링크는 식욕을 왕성하게 하고, 다른 건강상의 문제들도 야기하기 때문이다.

가장 걱정되는 것은 어린이와 10대 청소년이다. 학교마다 구내에 소프트드링크 자동판매기가 많이 설치돼 있다. 이제 우리는 12, 13세의 어린이들이 뱃살이 나오고 제2형 당뇨병으로 고생하는 것을 지켜보고 있다. 미국 소프트드링크 문화는 이런 문제와 밀접한 연관이 있다.

과일 주스, 뱃살 빼기 시작 후 4주간은 절대 금지

뱃살을 줄이려면 과일 주스도 조심할 필요가 있다. 앞에서 언급했듯이 과일 주스는 농축돼 있어 섬유질이 없기 때문에 혈액 속으로 재빨리 스며든다. 적어도 다이어트를 시작하고 4주 동안은 절대로 과일 주스를 마시지 말라고 권하고 싶다. 4주가 지난 뒤에는 절반은 물, 절반은 주스인 묽은 형태로 마신다. 맛있게 마시려고 소다수 형태로 마시는 것은 좋지 않다. 과일 주스가 천천히 흡수되도록 스낵과 함께 마시는 것이 좋다.

또 주스 캔에 붙어 있는 라벨을 읽어야 한다. '과일 음료'라고 적혀 있다면 순수한 과일이 아니라는 뜻이다. 과일 음료에는 과일이 5%밖에 들어 있지 않고, 나머지 95%는 설탕과 착색제와 감미료, 물이다.

물, 하루에 여섯 잔 이상 마셔라

물은 소화, 흡수, 순환, 배설 등 몸의 각종 기능에 없어서는 안 될 중요한 요소다.

음식은 5주를 먹지 않아도 살 수 있지만, 물을 마시지 않고는 5일도 버틸 수 없다. 우리 몸은 70% 이상이 물로 이루어져 있다. 모든 물은 영양분과 노폐물을 세포 안팎으로 나르도록 도울 뿐만 아니라 노폐물을 몸 밖으로 배출하고 체온을 유지하는 역할도 한다.

우리는 적어도 하루에 물을 여섯 잔은 마셔야 하는데, 대부분 그만큼 충분히 마시지 못하고 있다. 아침을 먹기 전에 레몬 한 조각이 든 뜨거운 물을 마시면 몸이 상쾌해지고 간에도 좋다. 허브 차도 좋지만 다른 음료는 효과가 없다.

수돗물은 좋지 않다. 수돗물은 수도관을 통해 비소, 납, 구리 등으로 오염됐기 때문이다. 살충제나 비료와 같은 다른 물질도 수돗물에 스며들 수 있다. 정수기의 물은 좀 낫다. 오염 물질을 모두 제거하지는 못하더라도 필터에 따라서는 제노에스트로겐(xenoestrogen) 같은 환경 호르몬도 제거할 수 있다.

좋은 물을 고르는 기준

슈퍼마켓에 가면 물병에 담긴 물이 너무나 다양해 고르기가 쉽지 않다. 건강에 좋은 물을 고르는 요령을 알아보자.

샘물은 대개 지하의 한 곳이나 여러 곳에서 물을 뽑아 정수와 혼합 과정을 거친다.

천연 미네랄 물은 천연 지하수 형태 그대로 병에 담은 것으로 특별한 과정을 거치지 않는다. 공식적으로 지정된 곳에서 취수해 순도 표준과 물의 미네랄 분석 등 자세한 정보를 담은 라벨을 붙인다.

천연 광천수는 거품이 나게 하는 이산화탄소를 충분히 함유한 지하수다. 광천수는 물을 병에 채워 넣으면서 이산화탄소를 첨가해 거품이 나게 만든 물이다. 향이 있는 광천수는 조심해야 한다. 소리만 들으면 천연수 같지만 사실 이 물에는 종종 설탕과 인공 감미료 등 다른 '더러운 것들'이 포함되어 있다. 그리고 병은 유리로 된 제품을 구입하는 것이 좋다. 플라스틱 병은 제노에스트로겐(xenoestrogen) 같은 환경 호르몬에 오염될 수 있기 때문이다.

결론은 유리병에 담긴 천연 미네랄 물을 마시는 것이 가장 좋다.

9. 음식에 대한 사고방식을 바꿔라

'다이어트'라고 하면 흔히 기간을 정해 놓고 하는 일시적인 식이요법이라고 대부분 생각한다. 그러나 정말로 몸매를 바꾸고 싶으면 생활양식 가운데 음식과 먹는 것에 대한 생각을 새롭게 바꿀 필요가 있다. 그래야 매일 따로 신경 쓰지 않아도 즐겁고 건강하게 먹는 습관을 들일 수 있다.

그렇다고 완전히 초식 동물이 되라는 뜻은 아니다. '뱃살 제로 다이어트'를 시행하는 3개월 동안 80%의 시간은 규칙을 고수하고, 나머지 20%의 시간에는 어느 정도 여유를 준다.

병원에서 만나는 대다수 여성들은 먹는 것이 '좋은지' 혹은 '나쁜지'에만 급급해한다. 그러면 죄책감이나 자기 패배감만 느끼게 될 것이다. 목표를 가지고 긍정적인 측면에 집중하는 것이 좋다. 스스로 긍정적인 말을 되뇌어야 한다. 마음은 듣는 대로 믿는다. "나는 뱃살을 빼지 못할 거야"라고 말하는 것도 자기 예시가 될 수 있다. 그보다는 "이 스커트를 다시 입을 수 있을 거야"라고 '스스로 만족'할 만한 긍정적인 말을 하도록 한다.

왜 괴로운가?

내가 이 책에서 제시하는 계획을 몇 주만 따라 해도 남이 보기에는 물론 나 스스로도 훨씬 좋아졌다고 느낄 것이다. 여러 해 동안 감수해 낸 항아리 같은 몸매에서 벗어나, 살이 빠지고 활력이 넘치는 건강한 몸으로 바뀔 것이다. 앞으로 더욱 건강해질 것이고, 나중에 심한 질병에 시달리는 것도 예방하게 될 것이다.

2004년 영국의 3개 주요 의학 단체(왕립 의과대학, 공공건강협회, 왕립 어린이·청소년 건강대학)가 〈산적한 문제들: 저체중 국가의 의학적 사례*Storing Up Problem: the*

Medical Case for a Slimmer Nation〉라는 보고서를 발표했다. 이들 단체는 비만 인구 증가를 막기 위해 국가적인 전략 마련을 요청했다. 향후 15년 내에 어른 3명 가운데 1명이 비만이 되리라는 두려운 결과를 피하기 위해서였다. 이들 단체는 다음과 같은 결과를 내놓았다.

- 1980년에서 2002년 사이에 여성 비만이 8%에서 23%로 3배 정도 증가했다.
- 유럽에서 영국의 10대들이 가장 비만하다.
- 13~17세 영국 어린이 가운데 4분의 1이 비만이거나 과체중이다 (2005년 유럽 비만 단체 자료).
- 영국은 7~11세 어린이 가운데 27%가 비만이거나 과체중이라는 가장 큰 문제를 안고 있다.

비만 단체는 또한 6만 명의 영국 어린이들이 과체중이라는 사실과, 11세 어린이가 신진대사 증후군을 앓고 있다는 사실을 밝혀냈다.

우리는 퇴행성 질환이 만연한 시대에 살고 있다. 암과 관상동맥 질환, 뇌졸중, 당뇨병, 관절염, 자가 면역 질환 등과 같은 질환이 꾸준히 늘고 있다. 이 질환들로 인해 아주 많은 사람들이 죽거나 불구가 되기도 한다. 서구 사회에서는 '노령'으로 사망하는 사람은 아주 드물다. 우리는 몸 안에서 질환이 스스로 존재를 분명하게 드러낼 때까지 질질 시간을 끄는 질병으로 사망한다. 이들 질환은 나이가 들어가면서 나타나는 '자연스러운' 것이 아니라 수년 동안 몸을 끔찍하게 다룬 결과로 나타나는 것이다. 예를 들어 관절염은 서구 사회에서는 노인들에게 일반적으로 나타나는 질환이지만, 다른 문화권에서는 그렇게 많이 나타나지 않는다. 그냥 그러려니 하면서 받아들여야 할까? 나는 그렇게 생각하지 않는다.

미국에서 1976년 8만 5,000명의 간호사를 연구한 결과, 건강한 생활을 하는 사람들과 그렇지 않은 사람들 사이에 커다란 차이점이 있음을 발견했다. 연구 결과에 따르면, 심장병의 83%는 다음의 5가지 규칙만 지켜도 예방할 수 있다.[36]

- 금연
- 정상 체중 유지 (BMI 25 이하)
- 적절한 운동 (하루 30분 이상)
- 하루에 술을 두 잔 이하만 마시기
- 트랜스지방이 낮고, 포화지방보다 섬유질이나 생선, 엽산이 많은 음식에 다량 포함돼 있는 중합 불포화지방 비율이 높은 음식 섭취

위의 다섯 가지 규칙에 동의하지만, 내 계획을 제대로 제대로 실천하려면 한 가지는 잘못됐다. 술은 당분간 한 방울도 마시지 말아야 한다.

이 연구를 한 연구자들은 제2형 당뇨병의 위험도 살펴보았다. 그 결과 '생활습관이 건강하면 제2형 당뇨병을 대부분 예방할 수 있다'는 놀라운 결론에 도달했다.[37]

이 같은 연구는 암과 관상동맥 질환, 뇌졸중, 당뇨병 같은 질병이 '당연히 일어날 일 가운데 하나'가 아니라는 사실을 방증한다. 심지어 가족력이 높다 하더라도 예방할 수 있다. 다만 결과는 식습관과 생활습관에 달려 있다. 어떤 사람도 대신해 줄 수 없다.

스스로가 건강을 책임지겠다고 결심해야 한다. 이것은 고혈압이나 고지혈증 같은 질병을 통제하기 위해 약을 먹는 것과는 의미가 다르다. 약은 증세를 완화시킬 뿐이다. 예를 들어 우리 몸이 왜 그렇게 많은 콜레스테롤을 생산하는지 알려 주지 않는다.

이 책을 읽는다는 사실은 좋은 징조다. 당신이 약보다는 다른 곳에서 문제의 답을 찾으려고 노력하는 것이기 때문이다. 그러나 뱃살을 빼거나 건강을 유지하는 빠른 해결책은 없다는 점에 유의하자.

앞에서도 말했듯이, 어느 정도의 노력과 긍정적인 생각만으로도 3개월 이내에 목표하는 감량을 이룰 수 있다. 우선 식단과 생활습관을 자세히 살펴볼 필요가 있다. 파트 5에서 살펴보겠지만, 뱃살을 더 빨리 더 쉽게 뺄 수 있는 방법으로는 비타민과 미네랄, 허브가 있다.

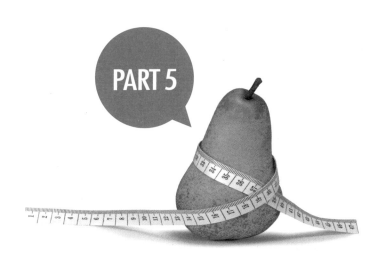

PART 5

몸매를
바꾸도록
돕는
보충제

몸매를 바꾸려면
보충제를 먹어라

　뱃살이 늘어났다면, 문제는 최근에 생긴 것이 아니다. 항아리 모양의 몸매를 가진 사람들은 대부분 상당 기간 의식하지 못한 채 건강하지 못한 몸매로 악화된 경우다.

　상황을 효과적으로 반전시키려면 파트 4에서 권고했듯이, 먹는 음식을 바꿔서 몸의 혈당 변동 롤러코스터를 멈출 필요가 있다. 이 같은 조치는 파트 7에 나오는 생활방식의 변화와 함께 이루어져야 한다. 그렇지만 대부분의 경우 우리 몸은 오랫동안 계속 스트레스에 시달려 왔기 때문에, 지방을 태우고 건강을 회복해야 안전하다는 것을 인식시킬 만한 특별한 도움과 격려가 필요하다. 이런 노력이 영구적으로 효과를 보기 위해서는 우리 몸이 서서히 적응해야 하기 때문에 3개월 정도의 시간이 필요하다.

　어떤 의학적인 연구 결과는 보충제에 대해 회의적이다. 하지만 보충제의 효능을 보증해 주는 의학 논문들 또한 수없이 많고, 개중에는 극적인 결과를 보여 주는 것도 있다. 나는 심계항진(놀라서 심장이 빨리 뛰는 증세)과 같은 많은 질병으로 고생하는 여성들을 치료해 왔다. 일반 개업의는 심계항진 환자를 심장 전문의에게 보내 심장을 진단받도록 하는데, 대개는 '이상 없다'는 진단을 받은 뒤 집으로 돌아간다. 하지만 이들의 증세는 계속된다. 내가 보기에는 이들의 심장을 빨리 뛰게 만드는 무언가가 확실히 있다. 나는 실제 심장 기능에는 아무런 문제가 없는데도 심장이 빨리 뛰는 사람들에게 음식을 건강하게 먹도록 해(파트 4 참조) 스트레스 호르몬을 통제하는 프로그램을 제안했다. 스트레스를 유발하는 생활방식을 바꾸고, 아드레날린 기능을 떨어뜨리기 위해 특별한 보충제와 허브를 먹도록 했다. 그 결과 3개월도 되지 않아 증세는 사라졌다.

연구에 따르면 항아리 모양의 몸매를 바꾸고 싶을 때 특정 비타민과 미네랄, 필수 지방산(EFA), 허브, 영양제를 먹으면 음식만 바꾸는 것보다 더 도움이 된다. 그리고 나서 뱃살이 줄어들면 그냥 보충제를 먹는 프로그램으로 바꾸면 된다(파트 11 참조).

보충제와 허브의 목록은 뒤에서 자세히 제시한다. 그리고 이것들이 왜, 어떻게 효과를 내는지 그 이유도 설명할 것이다. 목록이 복잡해 보이지만, 보충제는 하나로 결합돼 있기 때문에 따로따로 구매할 필요는 없다(보충제에 관한 더 자세한 사항은 파트 10 참조).

왜 보충제를
먹어야 하나?

아드레날린과 코르티솔을 오랫동안 너무 많이 분비한 경우에는 이것들을 다루기 위해 비타민과 미네랄을 보충해 줄 필요가 있다. 스트레스를 많이 받을수록 우리 몸은 영양적으로 점점 더 부실해지는데, 주로 비타민C와 비타민B군, 마그네슘, 아연 등이 부족해진다. 이런 기본적인 부족분을 채우기 위해 3개월 동안 보충제 형태로 먹는 것이다.

포도당이 지방(나쁜 반응)이 아닌 에너지(좋은 반응)로 변하는 데는 여러 가지 화학적 반응이 관여하는데, 효소가 이런 작용을 통제한다. 효소는 몸에 있는 몇몇 비타민과 미네랄에 의존한다. 이런 영양분이 부족하면 우리 몸은 살을 빼는 데 어려움을 느끼게 된다. 지금까지 다른 대다수 여성들처럼 몇 년 동안 음식 섭취를 제한하거나 다이어트 음료 또는 약을 복용하는 '요요 다이어트'를 해 왔다면 비타민과 미네랄이 부족할 가능성이 아주 높다.

균형 잡힌 식단으로 모든 영양소를 섭취할 수 있다고 주장하는 사람들도 많다.

물론 이론적으로는 그렇다. 하지만 문제는 그렇지 않을 때도 있다는 것이다. 영양소가 풍부한 땅에서 재배된 식품만이 충분한 영양소를 함유한다. 그러나 경작을 너무 많이 하는 바람에 많은 땅이 더 이상 우리가 필요로 하는 영양소를 함유하지 못하고 있다. 살충제와 화학 물질도 식품에 들어 있는 영양소를 감소시킨다. 뿐만 아니라 식품을 가공하는 과정에서도 주요 영양소를 빼앗긴다. 식품을 가공하는 과정에서 들어가는 화학 물질이 변형을 일으키기 때문에 우리 몸은 더 많은 주요 영양소를 필요로 하게 된다.

요즘은 먹는 음식에서 필요한 것을 모두 얻기가 쉽지 않다. 예를 들어 2005년 〈which?〉 보고서는 푸른 콩 한 팩에 들어 있는 비타민C의 함량이 필요한 양의 11%밖에 들어 있지 않다고 밝혔다. 최근 연구에서는 74%의 여성이 먹는 음식에서 섭취하는 영양소가 놀랄 만큼 줄어들었다는 보고가 발표된 바 있다. 2003년 음식과 영양 조사에서는 19~64세 성인 가운데 15%의 여성과 13%의 남성만이 실제로 과일과 채소를 5일에 한 번 먹는 것으로 나타났다. 또 여성의 74%가 마그네슘 권장 영양 섭취량(RNI: 과거의 RDA를 대체한 것으로 하루 권고 섭취량을 말한다)에 미달했고, 아연은 45%, 엽산은 84%, 비타민D는 15%가 부족한 것으로 나타났다.

보충제의 역할은?

보충제는 다음과 같은 일을 할 수 있다.
● 인슐린 저항성이 될 가능성을 낮춘다. 즉 인슐린 민감성을 높여 인슐린을 더 효과적으로 쓸 수 있도록 한다. 인슐린은 우리 몸이 혈액에서 포도당을 제거하도록 돕는다.
● 부신을 안정적으로 만들어 호르몬을 적절하게 생산한다.
● 몸이 과다한 지방을 태우도록 돕는다.

미네랄의
힘

크롬 _ 가장 중요한 미네랄 보충제

■■ 작용

크롬은 '뱃살 제로 다이어트' 계획에서 가장 중요한 미네랄로, 설탕 대사에 필요하며 인슐린이 포도당을 세포 속으로 옮기도록 돕는다. 크롬이 없으면 인슐린이 효과적으로 혈당 수치를 조절하지 못하고, 포도당 수치가 올라가는 것도 통제하지 못한다.

음식에서 크롬을 충분히 흡수하는 사람은 거의 없다. 미네랄은 귀리와 쌀, 밀, 옥수수, 호밀과 같은 곡물에 들어 있다. 그렇지만 흰 빵과 패스트리, 비스킷, 파스타 등으로 가공하는 과정에서 크롬이 손실된다. 이것이 또 다른 악순환을 낳는다. 크롬은 혈당 균형을 유지하는 데 필수적이지만, 가공식품에는 없다. 가공식품은 혈당 불균형을 초래하는 요인이다. 설상가상으로 가공식품을 설탕과 함께 먹으면(흔히 일어나는 일이다), 크롬이 오줌이나 땀을 통해 몸 밖으로 배출된다.

크롬은 몸무게를 조절하는 데 중요한 역할을 한다. 탐식을 통제하고 허기를 줄이도록 돕기 때문에 비만 치료에 가장 널리 쓰인다. 한 연구에 따르면 10주 동안 크롬을 먹은 사람은 지방을 1.9kg 줄인 데 반해 플라시보(가짜 약)로는 불과 0.2kg밖에 빠지지 않았다.[1]

크롬은 세포가 인슐린에 민감하게 만들어 우리 몸이 인슐린 저항성에서 벗어나도록 돕는다. 크롬 수치가 낮을수록 포도당과 인슐린을 조절하는 데 문제가 있다는 사실이 밝혀졌다.[2] 크롬은 또한 지방과 혈액 속의 콜레스테롤을 줄이도록 돕는다. 크롬이 부족하면 고혈당을 일으킬 뿐만 아니라 콜레스테롤과 동맥 속의 플라크(찌꺼기)가 늘어난다.[3] 제2형 당뇨병 환자는 크롬 수치가 낮은 경향이 있다.[4] 따라서 크롬 부족은 저혈당과 당뇨병, 비만 문제가 늘어나는 데 주요한 역할을 한다.[5]

크롬은 스트레스 호르몬인 코르티솔의 수치를 낮추는 것으로 나타났다. 소와 양을 대상으로 시험한 결과, 스트레스가 눈에 띄게 줄어드는 것으로 나타났다.[6]

■■ 가장 먹기 좋은 형태

크롬은 폴리니코티네이트(polynicotinate) 형태로 섭취하는 것이 바람직하다. 폴리니코티네이트는 니아신(비타민B$_3$)에 결합된 형태로 효모가 없다. 피콜린산(picolinate) 형태로는 섭취하지 않는 것이 좋다. 피콜린산 크롬*은 DNA를 파괴하고 간 기능을 떨어뜨리며 물집과 빈혈 등을 유발할 수 있다.[7] 반면 크롬 폴리니코티네이트는 어떤 문제도 일으키지 않는다. 한 연구에 따르면, 폴리니코티네이트는 좀 더 생체 친화적이고 효과가 있으며, 어떤 해독성도 발견되지 않았다.[8]

잠깐!
당뇨병을 앓고 있거나 다른 약을 복용하고 있다면 크롬 보충제를 먹기 전에 의사와 상의해야 한다.

* 피콜린산 크롬(chromium picolinate) : 1989년부터 판매되기 시작한 다이어트 및 보디빌딩 보충제.

마그네슘 _ 혈당의 균형을 주는 천연 진정제

■■ 작용

'천연 진정제'로 불리는 마그네슘은 부신을 안정시키고, 인슐린의 생산과 행동에 이바지함으로써 혈당의 균형을 가져다준다. 당뇨병에 걸리면 마그네슘이 부족해지는 경우가 종종 있다.[9]

마그네슘 수치가 올라갈수록 인슐린 민감성이 높아지며, 마그네슘이 결핍되면 인슐린 저항성이 될 염려가 있다.[10] 1만 2,000명을 6년 동안 추적 조사한 결과, 마그네슘을 거의 섭취하지 않은 사람의 94%가 제2형 당뇨병에 걸렸다.[11]

스트레스를 받으면 마그네슘 수치가 떨어진다. 따라서 만일 뱃살이 많고 코르티솔 수치가 높으면 마그네슘이 부족해질 가능성이 높다. 우리 병원을 찾은 많은 여성들, 특히 폐경 전후의 여성들은 주로 칼슘 부족을 걱정했다. 하지만 검사해 본 결과, 대부분 칼슘이 아닌 마그네슘이 부족했다.

마그네슘은 인슐린 생산뿐만 아니라 에너지 생산과 뼈 건강, 혈액 응고, 근육 이완, 심장 박동을 조절하는 데도 중요한 역할을 한다. 또 인슐린 저항성을 만드는 여러 원인 가운데 하나인 고혈압 발생을 줄인다.[12]

마그네슘은 비타민B_6, 아연, 비오틴(비타민B_2 복합체)과 함께 EFA를 적절하게 바꾸는 역할을 한다. EFA는 항염 효과가 있는 프로스타글란딘을 생산한다.

■■ 가장 먹기 좋은 형태

마그네슘은 구연산마그네슘(magnesium citrate) 형태의 보충제로 섭취하는 것이 좋다. 값싼 산화마그네슘(magnesium oxide)보다 흡수율이 높기 때문이다.

아연 _ 간과 면역기능을 건강하게 유지

■■ 작용

아연은 스트레스 호르몬과 인슐린, 성호르몬을 생산하고 간과 면역 기능을 건강하게 유지하는 데 필요하다. 인슐린 생산을 돕는 췌장과 간, 뼈, 피부, 콩팥에 집중되어 있어, 맛을 느끼고 냄새를 맡는 데에도 없어서는 안 될 요소다.

아연은 또한 근육에 집중돼 있어, 아연이 부족하면 근육 생성에 문제가 생긴다. 근육은 지방을 태우는 것을 돕기 때문에 다이어트에 중요한 역할을 한다(파트 6 참조). 따라서 몸매를 바꾸려면 좋은 아연을 섭취하는 것이 매우 중요하다.

아연이 부족하면 인슐린이 제 역할을 할 수 없어서 포도당이 세포 안으로 들어갈 수 없다. 인슐린 수치가 높은 채로 혈액 속에 남아 있기 때문에, 더 많은 인슐린이 생산돼 결국엔 인슐린 저항성이 되게 한다.

아연은 또 렙틴 호르몬에 영향을 주어 음식을 충분히 먹을 경우 이를 뇌에 알려주는 역할을 한다. 지방세포에 의해 만들어지는 렙틴은 식욕과 허기를 통제한다. 한 연구에 따르면, 아연 보충제는 렙틴 수치를 올린다.[13]

아연 보충제는 코르티솔 수치를 통제하도록 돕는다는 연구 결과도 나와 있다. 또 다른 연구에서는 단지 25~50㎎의 아연만으로도 스트레스 테스트를 받은 건강한 지원자들의 코르티솔 수치를 눈에 띄게 떨어뜨리는 것으로 나타났다.[14]

아연은 비타민B6, 마그네슘, 비오틴과 함께 EFA를 바꾸도록 돕는 역할을 한다. EFA는 항염제인 프로스타글란딘을 생산하도록 도와 뱃살의 항염 효과를 내도록 한다.

아연 수치는 성욕 감퇴와도 관련이 있다. 성욕 감퇴는 스트레스 호르몬의 분비로 인해 생기는 증상이다. 요약하자면, 아연 보충제는 뱃살 문제를 해결할 수 있을 뿐만 아니라 성욕 증강의 효과도 있다.

■■ 가장 먹기 좋은 형태

아연은 흡수하기 어려운 산화아연(zinc oxide)이나 황산아연(zinc sulphate)보다는 구연산아연(zinc citrate)이나 아연 아스코르브산염(zinc ascorbate) 형태로 먹는 것이 좋다.

망간 _ 신진대사와 갑상선 기능을 돕는 보충제

■■ 작용

망간은 포도당을 간에 저장하도록 촉진한다. 간은 혈당을 균형 있게 유지하도록 돕는다. 또한 망간은 신진대사와 갑상선이 건강한 기능을 하도록 하고, 몸이 비타민C와 비타민B군을 적절하게 사용하도록 돕는다.

재미있는 것은, 인간과 마찬가지로 자체적으로 비타민C를 만들지 못하는 기니피그도 망간이 부족하면 당뇨병에 걸린다는 사실이다. 당뇨병 환자의 망간 수치는 정상인의 절반밖에 되지 않는다.

■■ 가장 먹기 좋은 형태

흡수가 잘 되도록 구연산이나 아스코르브산염 형태로 섭취하는 것이 좋다.

필수
비타민들

비타민C _ 뱃살 빼기에 꼭 필요한 보충제

■■ 작용

알다시피 비타민C는 포도당 대사와 관련이 있다. 미국 질병예방센터(CDCP)에 따르면, 당뇨병 환자는 비타민C를 최고 30% 정도 적게 축적한다.[15] 또한 '비타민C의 최적 복용량은 혈당 조절과 당뇨병 예방을 돕는 것으로 알려져 있다.[16]

비타민C는 뱃살을 태우는 데 도움이 된다. 연구에 따르면 비타민C를 적절히 섭취한 사람이 가벼운 운동을 병행하는 경우, 비타민C를 적게 섭취한 사람보다 30% 정도 지방을 잘 태우는 것으로 나타났다. 비타민C가 부족하면 몸은 안전대책으로 지방을 적게 태우는 것으로 알려져 있다.[17]

비타민C는 부신 기능에 필수적이다. 코르티솔 호르몬이 많이 만들어질수록 더 많은 비타민C가 필요한데, 스트레스를 받으면 평소보다 더 많은 비타민C가 오줌으로 배출되기 때문이다. 잊으면 안 된다. 몸은 무엇 때문에 스트레스를 받는지 알지 못한다. 교통 혼잡에 걸리든, 열이 나든, 아니면 혈당이 오르락내리락하든 간에 몸에는 똑같은 영향을 미친다. 결국 비타민C만 더 잃을 뿐이다. 따라서 감기를 치유하려고 비타민C를 먹으면, 부신이 감염에 반응하게 될 것이다.

수용성 비타민(비타민E는 비수용성)인 비타민C는 인슐린의 도움을 받아 세포 속으로 들어간다. 인슐린이 인슐린 저항성 때문에 자신의 역할을 충분히 할 수 없게 되면, 비타민C 부족에 시달린다. 또 비타민C와 포도당은 분자 구조가 매우 비슷하기 때문에, 세포 속으로 들어가기 위해 서로 경쟁을 한다. 따라서 인슐린 저항성은 몸이 포도당과 비타민C를 사용하지 못하도록 만든다. 당뇨병이 있으면 비타민C가 쉽게 부족해지는 이유도 이 때문이다. 한 연구에 따르면 설탕이나 가공 탄수화물을 먹지 않는 건전한 식사(파트 4 참조)를 하고, 비타민C를 하루에 2,000㎎을 먹으면 혈당을 낮출 수 있다.

비타민C가 조금만 부족해도 코르티솔 수치는 올라가고 그에 따라 인슐린 저항성이 생긴다.[18] 여러 연구에 따르면, 수술을 하거나 스포츠 경기를 하는 등 스트레스를 받는 사람에게 비타민C를 주면 재빨리 코르티솔 수치가 정상으로 회복된다. 마라톤 주자에게 하루 1,000~1,500㎎씩 비타민C를 복용하게 한 결과, 그렇지 않은 사람보다 코르티솔 수치가 30%가량 줄어들었다는 연구 결과도 발표된 바 있다.[19]

비타민C는 또한 인슐린 저항성의 바퀴축을 이루는 고콜레스테롤과 고혈압을 낮추는 데도 도움이 된다.[20]

보충제 요법 프로그램에서, 나는 비타민C를 플라보노이드와 함께 복용하라고 권한다. 비타민C는 자연 상태에서는 감귤류의 열매 껍질 바로 밑에 있으며, 항산화제인 동시에 항염 작용을 한다. 뱃살을 빼려면 비타민C가 필수적이다. 왜냐하면 여분의 뱃살을 염증으로 인식시키기 때문이다.

인간과 원숭이, 기니피그를 제외한 거의 모든 동물은 비타민C를 스스로 만든다. 따라서 우리는 먹는 음식에서 비타민C를 얻을 수밖에 없는데, 안타깝게도 대부분의 사람이 비타민C를 제대로 섭취하지 못하고 있다. 여성 가운데 불과 15%만이 권고대로, 5일에 한 번 과일과 채소 먹기를 실천하고 있다.[21]

■■ 가장 먹기 좋은 형태

비타민C는 아스코르브산염 형태로 먹는 것이 좋다. 아스코르브산염은 일반 아스코르브산보다 산성도가 낮아 일일 섭취 권장량(RDA)인 60mg보다 많이 먹어야 한다. 하루에 비타민C를 60mg 먹으면 비타민C 부족으로 인한 괴혈병을 피할 수 있다. 하지만 그 정도로는 뱃살을 빼고, 건강을 회복하기에는 역부족이다.

비타민B군 _ 스트레스를 줄이는 비타민

■■ 작용

비타민B군은 비타민C처럼 물에 녹고 '스트레스를 줄이는' 비타민으로 알려져 있다. 부신 기능을 높이거나 낮출 때는 이 비타민들을 섭취하는 것이 좋다.

비타민B5는 비타민B군 중에서 부신이 제 기능을 하는 데 가장 중요한 역할을 한다. 지속적으로 스트레스를 받으면 비타민B5가 필요하다. 스트레스가 아드레날린, 코르티솔 등 스트레스 호르몬을 만들어 비타민B5를 쓰기 때문이다. 비타민B5는 포도당을 에너지로 바꾸도록 돕는다. 이 비타민은 몸의 모든 세포에 존재하는데, 특히 부신에 집중적으로 분포한다. 부신 호르몬을 생산하는 데 없어서는 안 될 요소이기 때문이다.

비타민B_3는 부신이 제 기능을 하는 데 중요한 비타민인 동시에 탄수화물을 에너지로 전환하도록 돕고, 혈당의 균형을 유지하기 위해 크롬과 협력한다. 폴리니코티네이트 형태로 크롬을 섭취하면 비타민B_3와 결합해 결과적으로 혈당과 부신의 활동을 돕는다.

비타민B군은 혈당 균형을 유지하는 데 영향을 미친다. 포도당 대사에 필요한 비타민이기 때문이다. 비타민B군 가운데 하나인 비오틴은 포도당 합성에 필요하다. 비오틴은 제2형 당뇨병 환자들의 포도당 통제력을 높이는 데 도움을 주고,[22] 손톱과 머리카락을 건강하게 유지시켜 준다.

비타민B_6는 에너지 생산과 EFA 대사에 필요하다. 또 다른 주요 비타민B로는 엽산이 있다. 비타민B_6는 B_{12}와 함께 호모시스테인(homocysteine)을 통제하도록 돕는다. 호모시스테인은 필수 아미노산의 하나인 메티오닌(methionine)이 파괴되면서 생긴 독성 부산물로, 정상적인 상황에서는 몸에서 해독(파괴되어 배출)된다. 호모시스테인 수치가 높으면 심장병과 노인성 치매(알츠하이머병), 골다공증을 유발하는 것으로 알려져 있다. 연구에 따르면 호모시스테인이 많으면 인슐린 수치도 높아지는 것으로 나타났다. 대사 증후군(X증후군)을 앓는 사람에게 엽산과 비타민B_{12}를 투여한 결과, 호모시스테인 수치가 떨어졌을 뿐만 아니라 인슐린 저항성을 줄이는 데도 긍정적인 효과가 나타났다.[23] 호모시스테인 수치를 낮출수록 인슐린 수치도 낮아진다.

■■ 가장 먹기 좋은 형태

비타민B군(B_1, B_3, B_6, B_{12}, 엽산)은 음식을 에너지로 바꾸는 데 필요하다. 따라서 비타민B군이 모두 포함된 보충제를 먹는 것이 좋다. 우리 몸이 비타민B_6(피리독신)를 활성화된 코엔자임B_6(pyridoxal-5-phosphate) 형태로 바꾸려면 마그네슘 같은 다른 영양소가 필요하다. 따라서 피리독신을 코엔자임B_6로 바꾸지 못할 때를 대비해 코엔자임B₆ 형태로 보충제를 먹는 것이 바람직하다.

비타민E _ 노화 방지와 항산화 효과

■■ 작용

비타민E는 지방을 녹일 수 있는 항산화제로, 부신이 제 기능을 하는 데 중요한 역할을 한다. 부신 호르몬이 생성되면 활성산소가 만들어지기 때문이다.

몸이 정상적인 생화학 반응을 하는 동안, 산소가 불안정해지면서 다른 분자들을 '산화(oxidation)'시킨다. 이 과정에서 활성산소가 만들어진다. 활성산소는 노인성 검버섯을 유발하는 동시에 노화와 암, 관상동맥 질환 등을 유발하고, 건강한 세포를 파괴함으로써 노화를 촉진한다. 뿐만 아니라 세포핵에 있는 DNA를 공격해 세포의 돌연변이와 암을 유발한다. 오염과 흡연, 튀기거나 통구이한 음식, 그리고 자외선 같은 외부의 다른 요인에 의해 발생하기도 한다.

비타민E는 부신이나 몸의 다른 부위에서 생산된 활성산소를 소탕하고, 비타민C는 비타민E의 효과를 높인다.

비타민E는 또한 포도당을 여러 가지 방법으로 돕는다. 포도당 자체는 활성산소가 세포를 해치도록 촉진한다. 비타민E는 항산화 효과로 이를 상쇄한다. 비타민E는 인슐린 저항성인 사람에게 꼭 필요하다. 왜냐하면 인슐린 수용자와 포도당 간의 의사소통을 촉진해 세포막을 더 부드럽게 만들기 때문이다.[24] 하루 600IU(international unit: 비타민 효과 측정 국제 단위)의 비타민E를 당뇨병 환자에게 투여한 결과, 단 2주 만에 포도당과 활성산소의 발생이 줄어들었다.[25] 비타민E는 염증을 일으키는 프로스타글란딘을 통제하도록 돕는다. 프로스타글란딘은 혈소판의 활동에 관여해 피의 응고에 영향을 미친다. 이 때문에 비타민E를 먹으면 심장병과 뇌졸중 위험이 줄어들고 피가 비정상적으로 굳는 것을 막을 수 있다.

케임브리지 대학의 연구 결과, 비타민E를 하루 400~800IU 먹으면 심장병 위험을 75%나 줄일 수 있는 것으로 나타났다. 이는 2,000명의 심장동맥경화증 (arteriosclersis) 환자 가운데 1,000명에게는 비타민E를 주고, 나머지에게는 가짜 약(플라시보)를 먹여 얻은 결과다.[26] 비타민E는 '나쁜' 콜레스테롤인 LDL이 피 속에서 산화되는 것을 예방한다고 알려져 있다.[27]

■■ 가장 먹기 좋은 형태

일반적으로 토코페롤로 부르는 비타민E는 알파, 베타, 감마, 델타 등 네 종류가 있다. 알파-토코페롤이 가장 일반적인 형태로, 보충제의 대부분을 차지한다. 하지만 부신 기능을 강화하려면 혼합 형태가 좋다.

솔직히 말해, 나는 천연 비타민이나 합성 비타민이나 똑같다고 생각한다. 왜냐하면 둘 다 분자 구조가 같기 때문이다. 그렇지만 비타민E 가운데 알파-토코페롤은 독특한 분자 구조를 가지고 있어, 천연과 합성의 구조가 다르다. 천연이 생물학적으로 더 활동적이기 때문에 이용하기가 더 쉽고, 조직에 더 오랫동안 남아 방어 역할을 수행할 수 있다. 따라서 비타민E를 살 때는 라벨을 잘 살펴보아야 한다. 천연 형태의 알파-토코페롤(d-알파-토코페롤)을 구입하고, 합성한 것(dl-알파-토코페롤)은 피하는 것이 좋다.

기타
권장 영양소

　'뱃살 제로 다이어트'에서 보충제로 섭취할 수 있는 아주 유익한 영양소들이 몇 가지 더 있다.

필수 지방산 _ 우리 몸에 꼭 필요한 영양소

■■ 작용

　여성, 특히 지방을 전혀 먹지 않거나 적게 먹는 다이어트를 하는 여성들은 필수 지방산(EFA)을 충분히 섭취하지 않고 있는 셈이다. 필수 지방산은 이름 그대로 꼭 필요하고 우리 몸에 없어서는 안 될 중요한 기능을 한다.

　오메가-3 필수 지방산, EPA, DHA 등은 인슐린에 대한 세포막의 반응도를 높인다. 평소 먹는 지방의 7%를 4주 동안 오메가-3 EFA로 바꾸는 실험을 해보았다. 그 결과, 포도당에 반응해 늘어나는 인슐린 분비가 반전되는 것으로 나타났다.[28] 이는 음식에 들어 있는 지방의 93%가 그대로 남아 있다는 뜻이다. 이 실험을 통해 작은 변화가 큰 변화를 불러올 수 있다는 사실을 알 수 있다.

또 다른 연구에서는 생선 기름(오메가-3)과 크롬을 동시에 비만한 쥐에게 투여한 결과, 두 영양소의 조합이 인슐린 저항성과 식욕 억제 호르몬인 렙틴 저항성의 영향을 반전시키는 것으로 드러났다. 렙틴 저항성이 되면 세포는 렙틴을 이용할 수 없다.[29]

■■ **가장 먹기 좋은 형태**

대구 간이나 넙치 간유를 먹는 것은 바람직하지 않다. 간은 몸의 쓰레기 처리장이고, 생선에는 독소와 수은이 포함될 수 있다. 독소와 수은은 간을 통과해야 한다. 따라서 생선 간에서 추출한 기름은 다른 부위에서 추출한 기름에 비해 많은 독소가 들어 있다.

채식주의자거나 단지 생선 기름을 피하고 싶으면, 아마인유 캡슐을 먹는 것이 좋다. 아마인유는 오메가-6 필수 지방산뿐만 아니라 오메가-3 필수 지방산도 함유하고 있다. 우리 몸은 아마인을 EPA와 DHA로 바꾸어야 하는데, 스트레스 호르몬과 아드레날린, 코르티솔 등이 이를 방해할 수 있다. 인슐린과 트랜스지방, 수많은 포화지방 등도 이 과정에 방해물이 될 수 있다. EPA와 DHA로 원활하게 전환하기 위해서는 아연, 마그네슘, 비타민B6, 비오틴을 섭취할 필요가 있다. 전환을 막는 요인들을 제거하고 비타민과 미네랄 섭취를 늘리면, 우리 몸은 아마인을 필요한 영양소로 바꿀 수 있도록 도울 것이다.

코엔자임Q10 _ 에너지 생산과 탄수화물 대사 촉진

■■ 작용

코엔자임Q10은 비타민과 비슷한 물질로, 몸의 거의 모든 세포에 들어 있으며, 에너지를 생산하고 정상적인 탄수화물 대사를 하는 데 중요한 역할을 한다. 이 영양소가 부족하면 노화가 일어나고, 결과적으로 에너지가 고갈된다.

코엔자임Q10은 지방을 태워 에너지를 발산하기 때문에 뱃살 지방을 빼는 데 도움을 준다. 한 연구 결과, 저지방 다이어트를 하면서 코엔자임Q10을 복용한 사람은 저지방 다이어트만 한 사람에 비해 몸무게를 2배 정도 더 감량한 것으로 나타났다.[30]

또 코엔자임Q10은 혈당치를 조절하는 역할을 하고,[31] 포도당과 인슐린을 낮추는 효과가 있어 인슐린 저항성을 막아 준다. 이중 맹검 시험을 통해 약을 먹고 있는 고혈압 환자들에게 코엔자임Q10을 복용하게 했다. 그 결과, 포도당과 인슐린 수치가 낮아지고 혈압과 중성 지방(혈액 속의 지방) 수치는 떨어졌다. 항산화 물질과 비타민 A·C·E, 베타카로틴의 수치가 높아지자 '좋은' 콜레스테롤인 HDL 수치도 덩달아 올라갔다.[32]

뿐만 아니라 코엔자임Q100은 항산화제 역할을 하고, 심장병과 잇몸병 치료에도 도움을 준다. 한 연구에 따르면, 심장병 환자에게 코엔자임Q10을 매일 100mg씩 먹게 했더니, 84%의 환자가 심장병이 크게 호전된 것으로 나타났다.[33]

알파 리포산 _ 노화를 늦추는 강력한 항산화제

■■ 작용

알파 리포산(Alpha lipoic acid)은 몸에서 만들어져 생명 에너지를 생산하는 강력한

잠깐!

당뇨병이거나 다른 약을 먹고 있는 경우에는, 알파 리포산 보충제를 복용할 때 의사와 먼저 상의해야 한다. 혈당을 낮출 수 있기 때문에 먼저 건강 상태를 점검하고, 그 결과에 따라서 먹는 약을 바꿀 필요가 있다.

항산화제로, 포도당을 태워 에너지를 만드는 역할을 한다. 알파 리포산은 세포 조직이 인슐린에 민감해지도록 만들어, 인슐린으로 하여금 포도당이 세포 안으로 들어갈 수 있게 만든다. 그리고 포도당이 지방으로 저장되는 것을 막는다.[34] 알파 리포산은 간이 건강하게 기능하도록 돕는다. 아주 강력한 항산화제여서 노화를 늦추는 역할을 하기 때문이다.

알파 리포산을 먹으면 인슐린 저항성뿐만 아니라 고혈압을 예방할 수 있다는 연구 결과도 있다.[35]

아미노산 _ 매일 먹는 음식에 함유된 단백질

■■ 작용

아미노산은 우리가 먹는 음식에 함유된 단백질의 구성 성분이다. 모두 25가지가 있는데, 그 가운데 8개는 '필수적'이다. 왜냐하면 이 8가지는 음식에서 섭취해야 하기 때문이다. 나머지 17가지 아미노산은 필수 아미노산을 이용해 몸 안에서 자연적으로 만들어진다.

분지 아미노산(BCAA)

■■ 작용

BCAA(branched chain amino acid)는 발린, 류신, 이소류신 등 3가지 필수 아미노산을 포함하고 있는 필수 아미노산군이다. 근육의 성장과 개선을 돕고 스트레스를 받을 때 생기는 코르티솔 수치를 낮추는 데 도움을 줄 뿐만 아니라 혈당 조절에도 관여한다. 이소류신이 결핍되면 저혈당일 때 나타나는 증상, 예를 들어 불안, 기분 급변, 설탕 탐닉 등이 생길 수 있다.

아르기닌

■■ 작용

만성적인 스트레스에 시달리면 몸은 필요한 만큼 충분한 아미노산을 만들 수 없다. 아르기닌은 글루카곤(지방을 태우는 호르몬)을 포함한 혈당 호르몬의 분비를 촉진하는 역할을 한다. 따라서 몸에 적정 수치 이상을 유지하는 것이 중요하다. 아르기닌은 또한 혈액 순환과 간 기능을 개선해 상처를 치유하고 면역체계와 심장을 건강하게 유지해 준다. 이 밖에 근육 대사에도 중요한 역할을 한다.

> *잠깐!*
> 헤르페스에 자주 걸리는 사람은 아르기닌을 먹지 않는 것이 좋다. 아르기닌이 바이러스를 만들 수 있기 때문이다.

카르니틴

■■ 작용

카르니틴은 에너지 생성에 관여한다. 지방을 분해해서 에너지의 생성을 돕는다. 따라서 뱃살을 빼는 데 도움이 될 뿐만 아니라 심장이 건강하게 작동하는 데도 중요한 역할을 한다. 카르니틴이 부족하면 협심증과 부정맥 등 심장에 이상이 생기는 것으로 알려져 있다. 이 아미노산은 중성 지방을 낮추고 '좋은' 콜레스테롤인 HDL을 늘리며, '나쁜' 콜레스테롤인 LDL을 줄이는 것으로 확인됐다.

N-아세틸 시스테인(NAC)

■■ 작용

NAC(N-acetyl cysteine)는 아미노산 시스테인의 한 형태로 생선 기름과 아마인에

지방을 분해하는 아미노산

몇몇 아미노산은 '뱃살 제로 다이어트'에 꼭 필요하다. 왜냐하면 세포가 인슐린에 민감해지도록 만들고, 몸이 스트레스 호르몬의 영향을 덜 받도록 완충 역할을 하기 때문이다.

필수 아미노산

이소류신(isoleucine))*
류신(leucine)*
리신(lysine)
메티오닌(methionine)
페닐알라닌(phenylalanine)
트레오닌(threonine)
트립토판(trytophane)
발린(valine)

비 필수 아미노산

알라닌(alanine)
아르기닌(arginine)*
아스파라긴산(asparagine acid)
카르니틴(carnitine)*
시스테인(cysteine)*
시스틴(cystine)
가바(GABA: 감마 아미노 부티르산의 약칭–옮긴이 주)
글루타민산(glutamic acid)*
글루타민(glutamine)*
글리신(glycine)
히스티딘(histidine)
호모시스테인(homocysteine)
히드록시프롤린(hydroxyproline)
프롤린(proline)
세린(serine)
타우린(taurine)
티로신(tyrosine)*

* 표시가 된것은 지방을 태우는 아미노산이다

서 발견되는 오메가-3 지방산의 대사를 돕는 역할을 한다. 또한 강력한 항산화제다. 보충제 형태로 이것을 먹으면 인슐린 수치를 떨어뜨리는 것을 돕고, 몸이 인슐린에 더 민감하게 만든다.[36] NAC 는 몸에서 수은이나 납, 칼슘 등 독성 중금속을 묶어 배출하는 것을 돕는다.

잠깐!

당뇨병이 있거나 다른 약을 먹고 있다면, N-아세틸 시스테인을 보충제로 먹기 전에 의사와 상의해야 한다.

글루타민

■■ 작용

글루타민은 아르기닌과 마찬가지로, 만성적인 스트레스를 받을 때 반드시 필요하다. 평소에는 몸에서 필요한 만큼의 글루타민을 만들어 내지만 스트레스를 받으면 필요한 만큼 생산하지 못한다. 또 뇌가 제대로 기능을 하기 위해서는 글루타민을 글루타민산으로 바꿔야 한다. 뿐만 아니라 글루타민은 당 탐식증 해소에도 도움을 준다. 당을 에너지로 바꾸어 단것을 먹으려는 욕구를 없애 주기 때문이다. 몇 년 전에는 글루타민이 알코올 욕구를 줄인다는 사실이 밝혀졌다.[37]

아울러 글루타민은 몸의 근육에서 가장 풍부한 아미노산이다. 지방을 태울 때 근육을 만들고 유지하게 해 주기 때문에 뱃살을 줄이고자 할 때 필요하다. 스트레스를 받으면 근육은 혈관으로 글루타민을 분비한다. 근육에 있는 글루타민의 3분의 1은 이러한 방식으로 분비된다. 스트레스를 받을 때 글루타민을 충분히 보유하고 있으면 근육이 크게 손실되지 않을 것이고, 결과적으로 쉽게 몸무게(지방)를 뺄 수 있다.

티로신

■■ 작용

티로신은 몸이 페닐알라닌을 합성해 만든 아미노산으로, 식욕을 억제하고 지방을 태우도록 도울뿐만 아니라, 부신과 갑상선이 제 기능을 하도록 하는 데 중요한 역할을 한다. 미군은 스트레스가 몸에 어떤 영향을 미치는지 알아내기 위해 티로신을 연구했다. 전투 훈련을 받는 병사들에게 복용하게 한 결과, 티로신을 지급받지 않은 병사에 비해 집중력과 기억력이 뛰어난 것으로 나타났다.[38]

기타 유용한
보충제

녹차 추출물 _ 지방을 태우며 암세포를 억제

■■ 작용

녹차(*Camellia sinensis*)는 파트 4에서 언급한 폴리페놀 같은 많은 화합물을 함유한다. 녹차에 들어 있는 폴리페놀과 카테킨 등의 화합물은 지방을 태우는 데 도움이 되는 것으로 밝혀졌다. 또 세포의 죽음(세포 자살)을 유도해 암세포의 성장을 억제하는 효과도 있다.[39]

녹차에는 L-테아닌이라는 아미노산이 들어 있는데, 이 아미노산은 뇌와 몸을 이완시키는 역할을 한다. 테아닌은 몸을 이완하거나 각성(흥분이 아니라)시키는 것으로 알려진 알파 뇌파를 활성화한다. 베타파는 코르티솔 수치를 높이는 데 반해, 알파파는 낮춘다.

이완술과 명상은 몸에서 더 많은 알파파(파트 7 참조)가 발생하도록 돕는데, 녹차에 함유된 테아닌에도 같은 효과가 있다.

■■ 가장 먹기 좋은 형태

녹차 자체보다는 녹차가 포함된 보충제를 마시는 것이 좋다. 하지만 '뱃살 제로 다이어트'를 시작하고 석 달 동안은 녹차에 포함된 카페인을 피할 필요가 있다.

유익한 박테리아 _ 고농축 보충제 형태로 보충해야

■■ 작용

가공 탄수화물은 혈액에 빨리 흡수돼 혈당을 올리고 인슐린 분비량을 늘리며, 스트레스 호르몬 분비를 촉진한다. 뿐만 아니라 가공 탄수화물은 위장 내 환경을 바꾸어 박테리아가 위를 통과하지 않고 남아서 생존과 번식을 할 수 있도록 만들어 준다.

위장에 서식하는 유해한 박테리아는 사이토카인(cytokine) 분자를 생산해 염증을 일으키고 면역력을 떨어뜨리는데, 사이토카인은 대부분 문제를 일으킨다. 사이토카인은 혈액 속으로 흘러들어 인슐린이 수용체와 결합하는 것을 막아 인슐린 저항성으로 만들기 때문이다.

우리는 위장을 단순히 소화 기관으로만 생각하는 경향이 있다. 하지만 위장 안에는 면역체계의 70%가 자리 잡고 있다. 따라서 만일 소화가 제대로 이루어지지 않으면 면역체계는 음식물과 싸움을 시작할 것이다. 면역체계가 음식물을 이질적인 물질로 판단해, 그것과 싸우기 위해 사이토카인을 생산한다. 효모가 기생충을 대하듯 면역반응을 일으키는 것이다.

모든 음식은 소화 기관에서 소화돼 혈액 속으로 들어가 몸을 위해 쓰여야 한다. 이것이 적절하게 이뤄지지 않으면 몸은 정상적인 음식을 항원이나 독소로 '판단'해 면역반응을 일으키고, 그와 동시에 소화되지 않은 음식은 주변에 남아 발효 또는 부패한다. 그러면 위벽 속에 있는 세포 사이에 큰 공간이 생기고 음식 분자가 혈액 속으로 스며들어, 장 누수 혹은 '장 투과성(intestinal permeability)'이 생길 수 있다.

스트레스는 위장에 직접적인 영향을 끼친다. 몸이 몇 년 동안 아무 문제 없이 먹던 평범한 음식에도 거부 반응을 일으키도록 만들 수 있다. 또한 면역체계에도 영향을 주어 몸에 해로운 박테리아와 효모가 번성하게 만든다.

따라서 우리는 두 가지 일을 해야 한다. 우선 유익한 박테리아를 많이 먹고, 몸이 반응하는 음식은 피해야 한다. 무엇보다 흰 빵과 케이크, 비스킷 같은 가공식품은 금물이다. 또 밀이나 우유 같은 것을 잘 소화시키지 못하면 테스트를 해봐야 한다.

■■ 가장 먹기 좋은 형태

우유 회사마다 '유익한 박테리아'가 든 음료라며 광고하는 데 돈을 쏟아 붓고 있다. 하지만 유익한 박테리아가 위장을 재빨리 다시 접수하도록 도우려면 고농축 보충제 형태로 섭취하는 편이 낫다. 음료수는 문제를 해결하기보다는 또 다른 문제를 일으키는 당을 포함하고 있는 경우가 많기 때문이다. 이들은 우선 혈당 수치를 높이고 이어서 위장에 해로운 박테리아와 효모가 자라도록 한다.

몸에 좋은
약용 식물

2003년 36종의 허브와 9종의 비타민·미네랄 보충제를 108개 분야로 나누어 임상 시험을 실시했다. 이 시험은 당뇨병과 포도당을 잘 통제하지 못하는 환자 4,000여 명을 대상으로 했는데, 시험 결과 75% 이상의 환자가 혈당 통제력이 향상된 것으로 밝혀졌다.[40] 그렇다면 어떤 약용 식물이 뱃살을 없애는 데 도움이 될까?

가시오갈피 _ 스트레스와 피로 회복을 돕는 강장제

■■ 작용

부신 기능을 돕고 몸의 안정을 가져다주는 것으로 알려진 약용 식물은 매우 많다. 음식을 양껏 먹고 스트레스를 받아 혈당이 높아졌을 때 약용 식물을 먹으면 부신을 진정시키는 데 도움이 된다. 부신에 좋은 약용 식물로는 가시오갈피(*Eleutherococcus* senticosus)를 추천할 만하다. 가시오갈피는 강장제로 분류된다. 강장제는 몸이 원하는 대로 일을 할 수 있게 해 준다는 뜻이다. 필요할 때 에너지를 제공하고 스트레스와 피로를 이겨 내고자 할 때 도움을 줄 뿐 아니라, 평소에도 부신의 기능을 촉진하고 몸의 여러 샘에서 강장 역할을 한다.[41]

가시오갈피는 '파낙스 진생(아시아, 중국, 한국 인삼)'과는 다르다. 인삼은 가시오갈피보다 더 강력하다. 에너지를 상승시키기 때문에 특히 남성에게 좋다. 간혹 여성에게는 심장을 두근거리게 만드는 심계 항진을 일으키므로 먹더라도 아주 짧은 기간(몇 주 동안) 먹어야 한다. 가시오갈피는 부신에 많은 도움을 주는 약용 식물이다. 지속적으로 스트레스를 받는다면 3~6개월 동안 먹으면 된다.

바위돌꽃(홍경천) _ 기억력을 향상시키는 항우울제 역할

■■ 작용

바위돌꽃(Rhodiola rosea) 역시 가시오갈피처럼 강장제로 분류된다. 이 식물은 몸의 균형을 유지하고 일상생활의 압박으로 인해 생긴 스트레스를 이겨 내도록 도와준다. 바위돌꽃은 에너지와 기억력을 향상시키며 항우울제와 같은 역할을 하는 약용 식물이다.

한 연구에서 스트레스를 많이 받는 시험을 치르는 학생들에게 바위돌꽃을 먹였다. 그런 다음 이들을 대상으로 시험 전후의 육체적·정신적 활동을 측정했다.[42] 그 결과 바위돌꽃을 먹은 학생들이 시험 스트레스에 좀 더 잘 대처했고, 정신적 피로도 적게 받는 것으로 나타났다.

야간 근무를 하는 의사들에게 바위돌꽃을 먹인 결과, 작업 능률이 오르고 피로도는 낮게 나타났다. 의사들에게 2주 동안 바위돌꽃을 먹인 실험에서는 단기 기억력과 계산 능력, 집중력 등 정신적 수행 능력이 높아지는 것으로 나타났다. 심지어 잠을 제대로 자지 못하는 것과 같은 스트레스를 받을 때도, 바위돌꽃을 먹지 않은 의사들에 비해 에너지 수치가 더 높았다.[43]

쥐오줌풀 _ 불면증을 해소하는 진정제

■■ 작용

잠은 뱃살을 줄이는 데 중요하다. 잠을 제대로 자지 않으면 코르티솔 수치가 높아진다(파트 7 참조). 스트레스가 수면에까지 영향을 미친다면, 쥐오줌풀(*Valeriana officinalis*)이 큰 도움이 될 것이다. 쥐오줌풀은 진정제로 분류된다. 불면증을 고치는 데 도움을 줄 뿐만 아니라 긴장을 이완시키고 불안감을 줄인다. 잠자기 전에 먹는 것이 좋다.

잠깐!
수면제를 복용하고 있다면 쥐오줌풀을 먹지 않는 것이 좋다.

피해야 할
약용 식물

뱃살을 빼려면 피해야 할 약용 식물도 있다.

감초 _ 코르티솔 수치를 높이며 에너지를 회복

감초(*Glycyrrbiza glabra*)는 스트레스를 해소하는 약용 식물로 알려져 있지만, 사실은 그렇지 않다. 감초 뿌리의 성분인 글리시리진이 몸에서 부신 호르몬과 비슷한 분자 구조로 대사되기 때문에, 코르티솔 수치가 떨어지는 것을 막아 수치를 높게 유지시킨다. 부신이 지치고 코르티솔 수치가 낮은 사람들이 감초를 먹으면 에너지 회복에 도움이 된다. 하지만 항아리 모양의 몸매를 날씬하게 바꾸려고 할 때는 코르티솔 수치를 낮출 필요가 있으므로 감초를 피해야 한다.

글리시리진을 제거한 감초(deglycyrrhizinated licorice)는 주로 식도와 위를 진정시켜 소화가 잘 되도록 돕는다.

각성 효과가 있는 약용 식물들

살 빼는 약에 포함된 약용 식물은 대부분 각성 효과를 가지고 있다. 심장 박동과 혈압, 신경질을 증가시키는 중앙 신경 체계를 자극한다.

- 마황 (*Epherdra sinensis*)
- 과라나 (*Paullinia cupana*)
- 요힘빈 (*Pausinystalia yohimbe*)

이들 약용 식물들은 카페인과 마찬가지로 각성 효과가 있어서 몸에서 에너지를 만든다. 하지만 아드레날린과 코르티솔 수치를 높이기 때문에 먹지 말아야 한다.

몸무게를 줄이는 특별한 비법은 없다. 뱃살을 줄이는 일은 더욱 그렇다. 왜냐하면 우리 몸은 위험으로부터 생명을 보호하기 위해 살을 유지할 필요가 있다고 생각하기 때문이다. 살 빼는 약은 그것이 약용 식물이든 뭐든 결국 장기적으로는 아무 효험이 없다.

우리 몸이 필요로 하는 비타민과 미네랄, 그리고 기타 영양소들의 목록이 길게 보일지도 모른다. 하지만 종합 비타민과 미네랄 보충제를 복용하면 필요한 대부분을 얻을 수 있다. 그리고 나머지는 음식으로 섭취하면 된다. 아주 복용하기 쉬운 보충제 '복용법'에 대해서는 파트 10에서 다룬다.

헤르페스에 자주 걸리는 사람은 아르기닌을 먹지 않는 것이 좋다. 아르기닌이 바이러스를 만들 수 있기 때문이다.

당뇨병이 있거나 다른 약을 먹고 있다면, N-아세틸 시스테인을 보충제로 먹기 전에 의사와 상의해야 한다.

수면제를 복용하고 있다면 쥐오줌풀을 먹지 않는 것이 좋다.

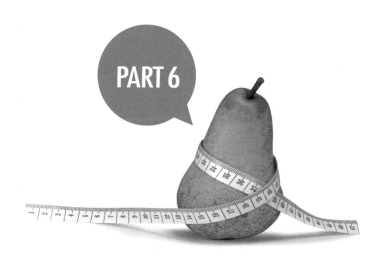

PART 6

나에게
가장
알맞은
운동을 하라

왜 운동을
해야 하나?

운동이 몸에 좋다는 것을 모르는 사람은 없다. 운동은 심장을 건강하게 만들고, 내장이 효율적으로 일하고 유지하도록 돕는다. 또 뇌에서 엔도르핀(기분을 좋게 만드는 화학 물질)을 분비하게 만든다. 그러나 대부분의 사람들은 운동을 충분히 하지 않는다. 영국 심장학회는 매일 30분씩 운동을 하라고 권하고 있지만, 성인의 3분의 1은 1주일에 30분 정도의 운동도 하지 않는 것으로 추정된다.

왜 그럴까? 30년 전만 해도 운동은 생활의 일부였다. 굳이 체육관에 갈 필요도 없었다. 사람들은 직장이나 학교를 가기 위해서라도 매일 몇 킬로미터씩은 걸어야 했다. 요즘은 스위치만 켜면 해결되는 집안일도 예전에는 상당한 노력을 기울여야 했다. 장보기도 거의 매일 여러 곳을 돌아다니며 해야 했다. 지금처럼 손가락만 움직이는 인터넷 쇼핑은커녕 한 장소에서 장보기를 모두 할 수 있는 슈퍼마켓도 없었다.

우리 부모와 조부모 세대들은 일상생활에서도 몸을 많이 써야 했기 때문에 활동적일 수밖에 없었다. 반면 정신적으로는 별로 할 일이 없었다. 숨 가쁜 생활을 할 필요도 없었다. 일을 완전히 끝내려면 시간이 많이 필요했기 때문이다. 지금처럼 전자레인지에 음식을 넣었다가 10분 만에 식탁에 내놓는 것도 불가능했다. 텔레비전은 많은 사람에게 사치품이었고, 상점은 저녁과 일요일만 되면 문을 닫았다.

21세기의 생활이 이전보다 편리해졌다는 것에는 의심의 여지가 없다. 하지만 건강에는 치명적이다. 우리는 모두 너무나 바쁘게 움직여야 하고, 정신이 하나도 없으며 스트레스가 많다. 앉아서 일하는 현대 생활은 본질적으로 우리 몸의 스트레스 반응이 이전보다 더 심각해졌음을 의미한다.

앞에서도 설명했듯이, 스트레스 호르몬인 코르티솔과 아드레날린이 혈액 속으로 분비될 때 우리 몸은 살기 위해 도망가거나 싸우기를 원한다. 그러나 만약 열차 안에 갇혀 약속 시간에 늦어 스트레스를 받는다면, 아무런 육체적 행동도 하지 못하기 때문에 스트레스를 누그러뜨리지 못한다. 열차 안에서 단지 가만히 앉아 있어야하고, 호르몬이 분비됐을 때 아무런 육체적 행동도 취하지 못하면, 스트레스 호르몬들은 무엇인가를 먹거나 마시도록 부추긴다.

운동이나 육체적 행동은 아무리 강조해도 지나치지 않을 정도로 중요하다. 만약 스트레스 호르몬 때문에 뱃살이 생겼다면 무엇보다 운동을 하는 것이 먼저다. 운동은 어렵지 않지만 반드시 필요하다. 이 파트에서 추천하는 운동을 따라 하면 다음과 같은 이점을 얻게 될 것이다.

- 뱃살을 태운다.
- 코르티솔과 인슐린의 부정적인 효과를 줄여 준다.
- 근육을 늘린다 (칼로리 소모 효과).
- 칼로리를 소모하고 몸의 지방(온몸의 지방)을 에너지원으로 사용한다.

- 인슐린 저항성을 예방하고 한 걸음 더 나아가 없앤다.
- 혈당과 인슐린 수치를 낮춘다.
- 뇌 근육과 지방의 인슐린 민감성을 개선한다.
- 몸매를 아름답게 만든다.

몸무게가 줄지 않는다고 걱정할 필요는 없다. 우리는 지방을 빼려는 것이지 몸무게를 빼고자 하는 것이 아님을 기억하라. 뱃살에 초점을 맞췄기 때문에 1주일에 1파운드(0.45kg)나 2파운드 이상을 급속히 빼는 극적인 결과를 기대해서는 안 된다. 처음에는 별로 변화를 느끼지 못하겠지만, 계획대로라면 2, 3주 정도 뒤에는 몸매가 달라지는 것을 느끼게 될 것이다.

이 책에서 제시한 계획을 잘 실천하면 여성들은 제일 먼저 가슴 아래쪽이 좀 더 평평해짐을 감지하게 될 것이다. 이어 옷을 입으면 허리 주위가 넉넉해진 것을 느끼게 될 것이다. 이러한 일련의 신호는 계획이 제대로 이루어지고 있다는 증거다. 체중계는 무시하자. 몸무게가 줄지 않고도 실제로 이 같은 일은 종종 일어난다. 제대로 운동을 하면 줄어든 지방보다 새로 생긴 근육의 무게가 더 늘어날 것이다. 지방은 같은 무게의 근육보다 부피가 5배나 크기 때문에 근육을 늘리면 몸집이 줄어든다. 따라서 몸무게가 줄어들지 않고도 옷 사이즈는 줄일 수 있다.

뱃살 제로 다이어트가 제대로 진행되고 있는지 점검할 때는 체질량 지수보다 지방 비율을 더 정확하게 측정해야 한다.

살빼기는
근육 만들기다

칼로리와 음식 섭취를 극도로 줄이면, 우리 몸은 생존 모드로 전환할 것이다. 이것은 그 자체가 스트레스가 된다. 그리고 몸은 스스로를 방어하기 위해 지방을 붙잡는 데 집중할 것이다. 우리가 아무것도 먹지 않고 상추나 파인애플만 먹으면 몸무게가 급속하게 빠질 것이다. 하지만 빠지는 몸무게 가운데 적어도 25~30%는 근육과 물이지 지방은 아니다.

근육은 몸무게를 통제하는 데 매우 중요한 역할을 한다. 하지만 근육이 빠지는 것을 막을 방법은 없다. 실제로 우리는 근육을 잃지 않는 것은 물론이고 더 많이 붙이려고 노력할 필요가 있다. 다행히도 근육은 신진대사를 활발하게 한다. 다시 말해서 근육을 유지하기 위해서는 칼로리 형태의 연료가 필요하다는 것을 의미한다. 심지어 가만히 앉아 있거나 아무 일도 하지 않을 때조차 말이다. 따라서 몸에 근육이 많이 붙어 있을수록 더 많은 칼로리를 소모한다. 만일 지나치게 많이 먹지만 않는다면, 더 많은 지방을 태울 것이다.

- 근육 450g은 하루 75kcal를 소모한다.
- 지방 450g은 하루 8kcal를 소모한다.

이러한 사실은 여성들을 열 받게 하겠지만, 여성에 비해 남성들이 좀 더 쉽게 몸무게를 줄일 수 있는 이유이기도 하다. 살 빼기의 관건은 얼마나 근육을 만드느냐에 달려 있다. 여기에다 테스토스테론 같은 남성 호르몬의 수치를 높이면 운동을 통해 더 빨리 근육을 만들 수 있다.

스트레스를 받으면 코르티솔 수치가 올라간다. 코르티솔은 에너지를 제공하기 위해 근육을 연료로 사용한다. 근육을 분해해 섭취한 단백질의 기본 요소인 아미노산으로 바꾸어 준다. 이때 만들어진 아미노산은 간에서 연료로 사용된다. 코르티솔 수치가 높을수록(계속되는 스트레스로 인해 코르티솔 수치가 장기간 높을 때), 연료로 쓸 포도당을 충당하기 위해 더 많은 근육을 분해한다. 그리고 앞서 보았듯이, 포도당 수치가 높을수록 그것과 싸우기 위해 더 많은 인슐린이 만들어진다. 여러 번 인슐린 저항성에 빠지다 보면 건강상 문제가 생기게 마련이다.

한마디로 말해, 근육이 분해된다는 것은 지방을 태울 근육이 부족하다는 뜻이다. 그렇게 되면 대사가 늦어지고 비록 몸무게가 빠지더라도 점점 더 살이 찔 것이다.

운동만으로는
살을 뺄 수 없다

　스트레스를 통제하고 식생활을 바꾸는 등 생활습관을 통째로 바꾸지 않고, 단지 운동량만 늘리면 뱃살을 뺄 수 있다고 생각하는 것은 환상이다. 운동은 우리 건강 전반에 큰 변화를 주고, 살을 더 빠르고 효율적으로 뺄 수 있게 도와준다. 하지만 운동만으로는 살을 뺄 수 없다.

　일부 남성들은 운동 하나만으로도 충분할 수 있다. 그러나 여성은 남성에 비해 근육이 적기 때문에 지방을 빼기가 더 어렵다. 17~35세의 과체중 남성과 여성 74명을 16개월 동안 연구했다. 이들 가운데 절반에게는 운동 프로그램을 실천하라고 요청하고, 나머지 절반에게는 평상시처럼 생활하도록 요청했다. 두 그룹 모두 먹는 음식은 바꾸지 말도록 했다. 연구 결과, 운동 프로그램을 따랐던 남성들은 5kg 정도 몸무게가 줄어들었다. 여성들은 일부는 몸무게가 줄었지만, 일부 여성들은 오히려 몸무게가 늘었다. 평균적으로 볼 때 여성들의 몸무게는 그대로였다. 운동 프로그램을 따르지 않은 여성들은 이 기간에 평균 3.25kg이 늘었다.[1] 이 연구의 결과는, 정말로 다이어트를 원한다면 왜 운동뿐만 아니라 생활양식, 음식, 보충제 등도 이 책에서 권하는 대로 따라야 하는지 알려 준다.

나잇살

나이가 들어감에 따라 몸무게가 늘어나는 것은 슬픈 일이지만 어쩔 수 없는 사실이다. 가장 큰 이유는 근육이 줄어들기 때문이다. 40살이 넘으면 여성들은 매년 225g의 근육을 잃는다. 40살이 넘은 여성 중 활동량이 적은 여성은 40대 남성 중 활동량이 적은 남성보다 2배 이상 근육이 줄어들어, 40살에서 50살까지 10년 동안 근육이 2.25㎏이나 줄어든다.

근육량이 줄어들면 신진대사도 점점 느려진다. 따라서 나이가 들어감에 따라 줄어드는 활동량을 늘릴 필요가 있다. 활동량이 줄어들게 되면 문제를 더 키울 것이다. 또 근육량이 줄어들어 결국에는 줄어든 활동량만큼 지방으로 쌓이게 될 것이다.

다이어트에
가장 좋은 운동

유산소 혹은 무산소 운동

뱃살을 빼기 위해서는 심장을 튼튼하게 만드는 유산소 운동(에어로빅)과 근육을 만드는 무산소 운동(애너로빅) 두 가지 유형의 운동을 병행할 필요가 있다.[2] 하나는 운동을 통해 지방을 태우기 위해서이고, 또 하나는 더 많은 지방을 더 빨리 태우도록 돕는 데 필요한 근육을 늘리기 위해서이다.

유산소 운동(심장 운동)은 '산소가 필요하다'는 의미다. 무산소 운동(웨이트 트레이닝이나 저항 운동)은 '산소가 필요 없다'는 뜻으로, 체육관에서 기구를 이용하는 운동이나 집에서 하는 아령 운동, 팔굽혀 펴기 등 근육을 긴장하게 만드는 운동이다.

유산소 운동과 무산소 운동 중 어느 것이 지방을 빼는 데 더 좋은지에 대해서는 논란이 많다. 일반적으로는 30분 이내의 유산소 운동이 30분 이내의 무산소 운동보다 더 많은 칼로리를 태우는 것으로 알려져 있다. 이 말은 사실이지만 좀 더 시야를 확대할 필요가 있다.

나는 다음과 같은 운동 프로그램을 추천한다. 이 운동 프로그램은 운동을 하는 동안 열량을 소모할 뿐만 아니라, 지방을 저장하라는 명령을 멈추고 대신 에너지로 사용하라는 메시지를 전달할 것이다. 가장 빠르고 가장 효과적인 방법은 유산소 운동과 무산소 운동을 적절히 섞는 것이다.

 유산소 운동이 해답인가?

유산소 운동은 세포가 더 많은 인슐린을 받아들일 수 있도록 만드는 효과가 있다. 그렇다고 마라톤 연습에만 몰두할 필요는 없다. 좀 더 편한 운동을 해도 상당한 효과를 얻을 수 있다.[3] 또 호모시스테인 수치를 크게 낮추는 효과도 있다. 유산소 운동을 생활화하면 심장병을 비롯해 뇌졸중, 골다공증, 노인성 치매(알츠하이머병)에 걸릴 위험이 자동적으로 낮아진다.[4]

어쨌든 많은 체중 감량 연구에서 다이어트와 유산소 운동을 동시에 하는 것을 몸무게를 줄이는 최선의 방법으로 제시한다. 운동을 전혀 하지 않고 다이어트만 하는 여성은 그다지 효과를 거두지 못한다.[5]

1주일에 두세 차례 맹목적으로 운동을 했다가는 결과가 비참해질 수 있다. 아무런 성과도 얻지 못할 수 있다. 이것이 많은 사람들이 포기하는 이유다. 확실한 결과를 얻는 방법은 제대로 된 운동을, 제대로 조합해서 하는 것뿐이다.

1주일에 세 차례 30분 동안 트레드밀 위를 걷는 전형적인 운동은 고작 187kcal밖에 소비하지 못한다. 지방 0.45kg은 3,555kcal 상당을 함유한다. 따라서 만일 식습관을 바꾸지 않으면[6] 1파운드의 지방을 없애기 위해 19주 동안 운동을 해야 한다.

심지어 유산소 운동과 파트 4에서 권장한 식이요법을 병행한다고 해도 제대로 살을 빼지 못하고 근육만 잃을 수도 있다. 왜냐하면 우리 몸은 유산소 운동을 할 때 저장된 지방보다는 근육을 분해해서 사용하려 하기 때문이다. 유산소 운동을 20분 이내로 짧게 하는 경우에는 지방 대신 탄수화물과 근육을 분해해서 연료로 쓴다.

그러나 낙심하기에는 이르다. 좋은 소식이 있다. 일단 뱃살을 빼 몸매를 바꾼 뒤에는 유산소 운동이 새로운 몸매를 유지하는 데 아주 좋다.[7]

웨이트 트레이닝은 24시간 주기로 몸의 지방을 빼도록 도와준다는 점에서 유산소 운동보다 효과적이다. 유산소 운동만 하면 운동한 뒤 8시간 동안 지방을 태우지만, 무산소 운동은 잠을 자는 동안에도 계속 지방을 태운다.

웨이트 트레이닝을 하면 신진대사가 활발해지고, 기초 대사율*을 높이는 근육을 만들 수 있다. 기초 대사율은 살아 있는 동안 매일 소모하는 칼로리의 양이다. 이것을 높이면 아무 일도 하지 않더라도, 더 많은 지방을 태울 수 있다. 근육은 에너지를 필요로 하기 때문에 근육이 많을수록 더 많은 지방을 태우게 된다. 지방을 유지하는 데는 에너지가 전혀 필요하지 않다.

아널드 슈워제네거처럼 될까 봐 걱정할 필요는 없다. 덩치 큰 사람으로 취급받지도 않을 것이다. 궁극적인 목표는 몸무게를 감량하거나 무산소 운동을 해서 근육을 만들고자 할 경우, 우리 몸으로 하여금 저장된 지방을 사용하고 신진대사를 늘리도록 하는 데 있다. 운동을 해서 생긴 긴장은 운동 후에 스스로 회복되는 근육에 약간의 손상을 줄 뿐이다. 이 과정에서 근육이 자라는데, 이때 많은 에너지를 필요로 한다. 이 때문에 근육은 우리가 잠들었을 때 재생된다. 그리고 근육을 재생하는 데 필요한 에너지를 공급하느라 몸의 지방을 소모하게 된다.

지방을 태우는 데 유산소 운동과 웨이트 트레이닝 중 어느 것이 유익한지 비교할 수 있는 증거를 살펴보자. 하루 30분씩 8주 동안 두 그룹으로 나누어 운동을 시켰다. 한 그룹은 유산소 운동과 웨이트 트레이닝을 절반씩 했고, 다른 한 그룹은 유산소 운동만 했다. 유산소 운동과 웨이트 트레이닝을 동시에 한 그룹이 유산소 운동만 한 그룹보다 지방이 3.25kg 더 빠졌다.[8]

＊ 기초 대사율(basal metabolic rate(BMR)) : 생명 유지에 필요한 최소한의 에너지, 즉 음식물의 소화 흡수에 필요한 에너지와 활동 에너지를 뺀 최소 에너지.

그러면 웨이트 트레이닝과 식습관 개선을 병행하면 어떻게 될까? 미국 터프츠 대학에서 시행한 연구에서, 여성들에게 내가 추천하는 것과 비슷한 식이요법을 하도록 했다. 이들 중 절반에게는 1주일에 2회 정도 웨이트 트레이닝을 병행하도록 했다. 그 결과 두 그룹 모두 5.8kg의 몸무게가 빠졌다. 그러나 지방을 측정해 보니, 두 그룹의 차이는 엄청났다. 식이요법만 한 여성들은 지방과 함께 1.3kg의 근육이 빠진 반면, 웨이트 트레이닝을 병행한 그룹에서는 450g의 근육이 불어났다. 식이요법을 하면서 웨이트 트레이닝을 병행한 그룹은 감량한 몸무게가 모두 지방이었다. 식이요법만 한 여성들에 비해 지방을 44% 이상 더 많이 뺀 것이다.[9] 결국 식이요법과 웨이트 트레이닝을 동시에 한 여성들은 몸매를 완전히 바꾸는 데 성공했다.

우리의 몸은 아주 영리하다. 음식을 적게 먹으면 신진대사를 줄임으로써 적응하는 것처럼, 운동을 해도 마찬가지다. 따라서 한 가지 운동을 4주 정도 계속하면, 우리 몸은 같은 행동을 하더라도 에너지를 더 효율적으로 쓸 수 있다. 끊임없이 지방을 태우려면 운동의 종류(걷다가 뛰고, 그러다가 자전거를 타고, 노를 젓는 등등)를 계속 바꾸고, 몸이 알아채지 못하도록 운동 패턴을 바꿔 가면서 운동 강도를 높여야 한다.

요가, 태극권, 기공

요가, 태극권, 기공과 같은 운동은 지방을 줄이는 프로그램의 일환으로 도움이 된다. 몸의 움직임이 스트레스를 없애고 몸의 코르티솔 수치를 낮추기 때문이다. 이런 운동들은 모두 숨쉬기에 초점을 맞춘 느리고 통제된 운동이라 몸에 안정을 가져다준다. 하지만 많은 사람들이 이러한 사실을 잘 몰라서 운동 중에 얕은 숨을 쉬는 경향이 있다. 얕은 숨은 스트레스를 받을 때 하는 큰 호흡과 마찬가지로, 싸우거나 도망가기 반응에서 일어나는 현상이다. 요가와 같은 운동은 제대로 숨 쉬는 방법을 가르쳐 줄 수 있다. 요가 역시 우리 몸에 저항성을 길러 주는 무산소 운동의 일종이다.

필라테스

필라테스는 지난 10년간 전 세계에서 선풍적인 인기를 끌었다. 제1차 세계대전 후 독일의 간호사 겸 물리 치료사인 요제프 필라테스(Joseph Pilates)가 병원 침대에서 오랫동안 누워 있는 환자들이 근육을 강화할 수 있도록 개발한 것이다.

필라테스는 마루나 특수 시설에서 하는 운동으로, 등과 배 근육을 강화하는 데 그 목적이 있다. 이 운동은 근육에 무리가 가지 않도록 하면서 유연성을 높여 준다. 요가와 웨이트 트레이닝을 조합한 운동으로 잘 알려져 있다.

커다랗고 딱딱한 공 위에서 하는 필라테스 운동은 뱃살 주위 근육을 강화하는 '코어 스터빌리티(core stability)'를 증가시킨다. 코어 근육은 상체 흉부 안 깊숙이 자리 잡고 있다. 안정화 운동은 이러한 근육을 동시에 운동시키는 데 초점을 두고 있다. 필라테스 같은 운동은 적절한 교육을 받는 것이 중요하므로 개인 교습이나 좋은 비디오를 구입해야 한다.

알렉산더 테크닉과 펠덴크라이스 요법

두 가지 모두 '몸을 일깨우는' 운동으로, 코어 근육을 어떻게 이용하는지를 가르쳐 준다. 몸의 긴장은 앉아 있거나, 서 있거나, 돌거나, 숨쉬는 것과 같은 간단한 동작에서도 발생할 수 있다. 이들 자세 교정법은 몸이 효율적이고 힘들이지 않고 움직이도록 재교육한다. 이 두 가지 자세 교정법은 습관이 되어 굳어 버린 나쁜 자세를 고치고, 개선하는 것이 목적이다. 당신이 웅크리지 않고 제대로 서 있기만 해도 날씬하게 보일 것이다.

뱃살 쉽게 빼는 운동(?)

뱃살이 생긴 지 오래됐다면, 한번쯤은 시중에 나와 있는 수많은 뱃살 빼는 기구들을 구입해 보고 싶은 유혹을 받아 본 적이 있을 것이다. 만약 내 충고를 무시하고, 대신 배 주위를 고무로 싸면 과연 효과가 있을까? 안됐지만 이런 노력은 전혀 효과를 볼 수 없다.

뱃살만 빼는 것은 불가능하다. 크런치 운동(윗몸일으키기와 비슷한데 윗몸을 완전히 들어올리지 않는다)만으로는 뱃살을 뺄 수 없다. 물론 코어 운동이나 크런치 운동으로 복근을 강화하고 유지하는 것은 중요하다. 그러나 문제를 해결하기 위해 특정한 운동에 매달리는 것은 좋지 않다. 위 근육이 두꺼운 지방 근육으로 뒤덮이면, 뱃살 지방이 완전히 없어질 때까지 왕(王)자 모양의 근육은 보이지 않을 것이다.

뱃살을 빼는 유일한 방법은 몸에 새로운 메시지를 보내는 것이다. 생각을 완전히 뒤집어야 문제를 해결할 수 있다.

운동, 뱃살 빼기의
필수 사항

운동의 이점은 엄청나다. 원하는 몸매를 가질 수 있고, 뱃살도 뺄 수 있다. 운동이 여러 가지 방법으로 그렇게 되도록 도와주기 때문이다. 단지 10여 분만 운동을 해도 뇌는 엔도르핀을 생산해 우리 몸에 안정을 가져다주고 스트레스 호르몬 수치를 떨어뜨린다. 연구에 따르면 1주일에 4회 정도 가볍게 걷기만 해도 몸의 지방이 줄어들고 인슐린 저항성이 떨어지며, 음식 소비량이 줄어든다.[10]

만일 난생처음 운동을 하거나 몇 년 만에 운동을 하고 있다면, 집 근처 스포츠 센터를 찾는 것이 가장 좋다. 전문가들로부터 운동하는 방법과 어느 정도로 해야 하는지 배울 수 있기 때문이다.

운동을 하면 나이와 성별에 관계없이 효과를 볼 수 있으니 마다할 이유가 없다. 운동만 하기보다 식이요법과 운동을 병행하면 몸무게를 빼는 데 더 효과적이다.[11] 손쉬운 운동법을 찾고 있다면 파트 10의 '행동 계획'을 참조하기 바란다.

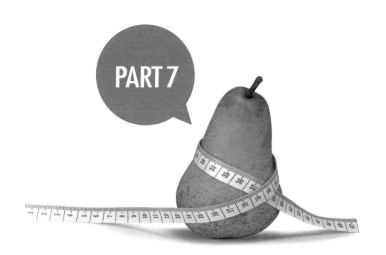

PART 7

무엇
때문에
스트레스를
받나?

스트레스를 줄이면
뱃살이 빠진다

지금까지 확실하게 밝혀진 바에 따르면, 뱃살을 줄이려면 스트레스 호르몬, 특히 코르티솔을 줄이는 것이 관건이다. 그리고 파트 6에서 설명했듯이, 다음과 같이 생활습관을 바꿔야 뱃살을 뺄 수 있다.

- 여기에서 권하는 식단을 실천해서 혈당 균형 유지하기
- 3개월 동안 보충제 요법 실시하기
- 운동하기

그렇지만 이 같은 변화의 효과를 극대화하려면, 생활을 하면서 받는 스트레스를 통제할 수 있는지 없는지 잘 살펴보아야 한다.

비록 우리는 24시간 내내 쇼핑하고 텔레비전을 시청하고 기계로 거의 모든 일을 하는 하이테크 시대, 초간편 시대에 살고 있기는 하지만, 갈수록 시간에 쫓기며 살

고 있다. 모두들 휴대폰과 이메일을 사용해 즉각적인 응답과 결과를 내도록 지속적으로 요구하고 압박한다.

많은 여성들이 '나를 위한 시간이 없다'고 느낀다. 영국의 25~55세 여성 중 4분의 3이 다른 사람을 보살피고 있지만, 정작 자기 자신은 보살피지 못하는 '바쁜 여자 신드롬'과 관련된 스트레스로 고통을 받고 있다. 피로, 식욕 증가, 성욕 감퇴 등 고전적인 증상들이 현대 사회에서도 나타나고 있는 것이다. 이 모두가 과도하게 분비되는 코르티솔과 관계가 있다.

여성들은 셀 수 없이 많은 접시로 공중에서 접시 돌리기를 하듯 계속 바쁘게 일하고 있다. 여기서 접시란 일, 남편, 아이들, 가사, 어른 모시기 등과 같은 여러 가지 일들에 비유할 수 있다. 여성들은 접시가 계속 돌아가도록 필사적으로 살아간다. 그렇게 하지 않으면 접시가 땅에 떨어져 깨지기 때문이다. 이 같은 일들은 경천동지할 일이거나, 데드라인에 걸리는 일이거나, 수백만 파운드가 걸린 스트레스는 아니라 하더라도 아주 힘겨운 일이다. 그리고 무자비한 일이다.

우리 몸은 아침마다 아이 셋을 깨워 등교시키는 일과, 회사를 살리기 위해 수백만 파운드를 벌어야 하는 일, 인생을 치열하게 사는 일 등을 구별하지 못한다. 스트레스는 스트레스일 뿐이다. 육체적인 노력도 마찬가지다. 이유야 어떻든 육체적 노력도 건강에 좋지 않다.

뱃살이 늘고 있다면, 스트레스를 받고 있을 가능성이 아주 높다. 이는 우리 몸이 일상생활에서 맞닥뜨리는 맹공격에 대비하기 위해 완충 역할을 하고 있음을 의미한다.

하지만 이러한 완충 역할도 무한정 계속되지는 않는다. 어느 순간엔가 신호가 올 것이다. 그 불길한 신호가 고혈압이나 당뇨병을 일으킨다. 그렇지 않으면 병으로 쓰러져 심장 질환에 걸릴 것이다. 건강을 지키고 수명을 연장하기 위해서는 어떤 변화가 필요한지 살펴봐야 한다.

어렵게 생각할 필요 없다. '뱃살 제로 다이어트' 계획을 이용해 혈당 수치를 통제하면 우리 몸의 스트레스를 줄일 수 있다. 높아진 혈당 수치를 끌어내리면 된다. 이것이 위대한 첫걸음이다. 일단 한 걸음을 떼면 인생이 더 잘 통제되는 것처럼 느껴질 것이다. 그리고 스트레스 반응을 줄일 수 있는 변화를 모색할 수 있을 것이다. 종종 여성 환자들 가운데 식단을 정돈한 것이 스트레스에 좀 더 잘 대처할 수 있는 계기가 되었다고 말하는 경우가 있다.

생활을 돌아보고
바꿔라

생활에서 얻은 스트레스를 다루는 방법은 2가지가 있다. 스트레스에 적극적으로 대처하고, 획기적인 변화를 주는 것이 그것이다. 그러면 일하는 시간을 줄여 일찍 잠자리에 들고, 아침 일찍 잠에서 깨는 등 더 이상 일에 치여 살지 않아도 될 것이다. 또 스트레스를 다루거나 육체적 충격을 줄이는 방법을 바꾸는 데 도움이 되는 전략도 배울 수 있을 것이다. 우리의 생활을 몇 분간 주의 깊게 살펴보자. 그러고 나서 다음의 질문들에 답을 해보자.

● 당신을 근본적으로 바꿀 만한 스트레스 요인이 있는가?

● 직업이 너무 스트레스를 준다면 직업을 바꿀 것인가?

● 비현실적인 기대나 목표치를 가지고 있는가?

● 슈퍼우먼이 되려는 강박 관념을 가지고 있는가?

● 정말로 지금 하는 일을 모두 해야 하는가?

- 외적으로 변할 수 있는가?
- 삶의 태도 가운데 바꿀 수 있는 것이 있는가?
- '아니오'라고 말할 수 있는가?

올바른 방향으로 크게 발걸음을 내딛었다면, 시간을 효율적으로 조절할 수 있는 방법을 알게 될 것이다. 방법은 다음과 같다.

- 앉아서 주간 계획을 짠다.
- 배고픈 아이들 때문에 분주하지 않도록 일주일 식단을 짠다.
- 친척이나 친구들과 더 많은 시간을 보낸다.
- 일주일에 하루 정도 혹은 매일, 무언가 즐길 수 있는 일을 한다. 수도쿠*라도 한다.

이런 방법으로 시간을 조절하려면 절제가 필요하다. 또 그렇게 하는 것도 중요하지만, 그러기 위해 노력하는 데 가치가 있다. 다른 스트레스 함정에 빠지거나 약속 시간에 늦지 않으며, 허겁지겁 먹지 말고, 자신을 위한 시간을 내는 것이 도움이 될 것이다.

'남아도는 시간을 메우기 위해 쓸데없는 일을 늘린다'는 파킨슨 법칙을 실천에 옮기도록 노력하자. 자신을 위한 시간을 가지고 무슨 일이 일어나는지 살펴보자. 그런다고 세상이 무너지지는 않는다. 모든 것이 나에게 맞춰져야 한다. 실제로 스트레스를 적게 받을수록, 짧은 시간에 더 많은 일을 할 수 있다. 스트레스가 없어야 몸과

---

* 일본에서 개발된 숫자 퍼즐 게임

마음이 최고의 효율성을 발휘해 제 기능을 하고, 맹목적 공황(blind panic)에서 벗어날 수 있다. 맹목적 공황 상태에서는 제대로 생각을 할 수 없다.

지금 당장 바꾸어야 한다. 혹 일의 중압감에서 벗어나고 싶지 않은가? 직업을 바꾸고 싶지는 않은가? 스트레스를 줄이기 위해 시간을 투자하고 가족으로부터 도움을 받는 것에 대해 어떻게 생각하는가? 나 자신의 건강과 웰빙(well-being)을 최우선으로 한다면 충분히 생활을 통제할 수 있다.

나 자신을 집안의 심장이라고 생각하고, 모든 사람이 행복하고 건강할 수 있도록 머리를 짜내 보자. 하지만 인간의 심장은 이기적이다. 문제가 생기면 심장은 다른 장기보다 먼저 혈액과 산소를 공급 받는다. 그렇지 않으면 다른 장기들이 생존하지 못한다. 이와 마찬가지로 나 자신을 돌보기 위해서는 가깝고 소중한 사람의 희생이 필요하다. 왜냐하면 내가 없으면 그들은 살아갈 수 없기 때문이다. 스스로 이기적이 될 필요가 있다.

아마도 이 책의 앞부분에서 한스 셀리에를 언급한 것을 기억할 것이다. "어떤 사람도 어느 정도의 스트레스를 경험하지 않고 살아갈 수는 없다." 여키스 도슨 법칙(Yerkes-Dodson law)에 따르면, 스트레스가 생기더라도 건강과 성취도는 '스트레스의 최고점(optimum stress point)'까지는 비례하지만, 이 지점을 지나면 건강과 성과가 모두 하강 곡선을 그린다. 이를 통해 스트레스가 너무 적어도 문제라는 사실을 알 수 있다. 몸 안의 모든 것은 균형을 필요로 한다. 스트레스가 너무 적으면 아침에 침대에서 일어날 수 없다. 스스로에게 동기를 부여하기 위해서는 약간의 스트레스가 필요하다.

스트레스의 최고점(곡선의 꼭짓점)은 '영역(zone)' 안에 있다. 이 최고점에서의 스트레스 수준은 아직은 괜찮다.

일어나서 최소한의 노력만으로 모든 일을 처리했던 기억이 있는가? 스트레스가 최고점을 넘으면 처음에는 그것을 알아차리지 못한다. 그저 일을 끝마치는 데 시간이 더 걸린다는 것 정도밖에 느끼지 못한다. 그러다가 간단한 일이 틀어질 수 있다. 예컨대 차를 주차할 곳을 찾지 못해 지각하는 것이다. 그러면 갑자기 모든 일이 엉망이 되는 것처럼 느껴진다. 그제서야 우리는 전처럼 일을 수행할 수 없다는 사실을 깨닫게 된다.

설령 그렇다고 해도 대부분의 사람들은 계속 고군분투한다. 전국적으로 늘어나는 허리선은 그에 대한 방증이다.

아래 표에서 당신의 곡선의 어느 부분에 있는지 확인해 보자. 만약 '안심 구역 (comfort zone)'을 벗어났다면, 당장 하던 일을 멈추고 생각해 보아야 한다. '당신의 스트레스 수준을 낮추기 위해 무엇을 할 수 있을까'를.

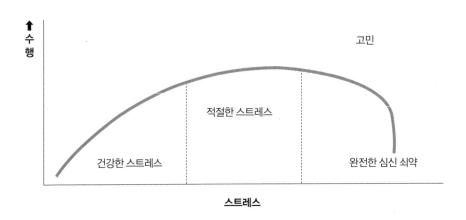

유쾌한 스트레스 활용법
11가지

우선순위를 정하라

당신을 스트레스 받게 하는 일이 무엇인지 아주 긴 목록을 만든다. 그런 다음 중요도에 따라 우선순위를 정한다. 가장 어렵고 힘든 일은 뒤로 미루는 것도 괜찮다. 하지만 어려운 일을 마치면 얼마나 자유로운지도 생각한다. 스트레스 받는 일들을 하면서 체크하라.

일을 위임하라

될 수 있으면 내 일을 다른 사람에게 맡긴다. 여성들은 모든 일을 혼자 스스로 하려는 경향이 있다. 왜냐하면 다른 사람은 나만큼 잘할 수 없다고 생각하기 때문이다. '뱃살 제로 다이어트' 계획을 순조롭게 진행하려면, 혼자서 모든 일을 하려고 해서는 안 된다. 그래야 내 뱃살이 줄어들기 때문이다.

나를 최우선으로 하라

일정한 시간은 내가 최우선이 되도록 하는 것이 중요하다. 운동을 하면 정기적으로 내 시간을 만들 수 있어서 좋다. 그보다 더 좋은 것은 규칙적으로 마사지를 하는 것이다. 마사지는 나를 위한 시간을 마련해 줄 뿐만 아니라 스트레스를 날리는 두 배의 효과를 가져다주기 때문에,코르티솔 수치를 낮추는 데도 도움이 된다.[1)]

다른 자연 치료법들도 스트레스 호르몬을 줄이는 데 도움을 줄 것이다. 예를 들어 세계보건기구(WHO)는 침(鍼)이 스트레스 치료에 적절한 방법임을 인정했다. 반사 요법(reflexology), 요가, 태극권 등도 스트레스를 푸는 방법으로 널리 활용되고 있다. 자신에게 효과가 있는 요법을 찾아 지속적으로 실천하는 것도 좋은 방법이다. 여러 가지 치료법을 경험하면서 스트레스를 해소하는 방법을 찾을 수 있다.

처음에는 조금씩 시간을 갖는 것이 좋다. 하루에 10분 이내가 적당하다. 그런 다음 점점 시간을 늘려 나간다. 원하는 것을 찾을 때까지 매일 잡지를 읽고 크로스 워드 퍼즐을 하면서 나만의 시간을 갖는다.

긴장 완화 요령을 배워라

긴장을 완화하는 일은 감미로운 음악을 듣거나, 아로마 테라피 오일을 넣은 뜨거운 탕 안에 들어가거나, 한가롭게 걷거나, 요가나 명상을 하는 것처럼 아주 간단한 일일 수 있다. 명상이 스트레스를 줄이고 고혈압을 낮추는 데 효과적이라는 연구 결과도 발표된 바 있다.[2] 그 밖에 시각화 기법(visualization technique)이나 천천히 숨 쉬는 법을 배우는 것도 괜찮다.

점진적 근육 이완

이 방법은 전혀 비용이 들지 않고 집에서 혼자 할 수 있는 아주 훌륭한 긴장 완화 기술이다. 하지만 시간을 투자해야 한다.

- 조용한 장소를 찾아 문을 닫고, 전화 플러그를 뺀 뒤 여러 번 숨을 깊게 들이쉰다. 등을 대고 누워, 숨을 들이쉬면서 몸의 각 부분을 긴장시킨다. 그리고 긴장을 유지한 채 5초 동안 숨을 멈춘다. 긴장을 푼 뒤에는 다시 약 10초 동안 천천히 숨을 내쉰다.
- 발가락 끝을 위로 구부리고 발로 누른다. 긴장을 푼다.
- 발가락을 위로 당기면서 발뒤꿈치를 누른다. 긴장을 푼다.
- 장딴지 근육을 당긴다. 긴장을 푼다.
- 다리를 쭉 펴고 대퇴 근육을 당긴다. 긴장을 푼다.
- 엉덩이를 당긴다. 긴장을 푼다.
- 위(胃) 근육을 당긴다. 긴장을 푼다.
- 팔꿈치를 굽히고 근육을 만든다. 긴장을 푼다.
- 어깨를 웅크리고 목 근육을 당긴다. 긴장을 푼다.
- 이빨을 꽉 깨물고 최대한 눈을 부릅뜬다. 긴장을 푼다.
- 동시에 모든 근육을 당긴다. 10초 뒤에 긴장을 푼다.
- 이제 눈을 감는다. 30초 동안 마음속으로 까만 벨벳 위에 다이아몬드가 놓여 있다고 상상하고 다이아몬드에 정신을 집중한다. 그동안 천천히 깊게 숨을 들이쉰다.
- 마음에 평안을 가져다줄 만한 물건에 30초 동안 집중한다.
- 눈을 뜬다.

식사를 거르지 마라

허겁지겁 먹지 마라. 다른 것을 얻기 위해 식사 시간을 없애는 것도 금물이다. 무엇을 먹느냐만큼이나 어떻게 먹느냐도 중요하다. 다른 가족들에게 음식을 가져다주기 위해 식사 도중에 식탁에서 일어났다가 앉았다 하는 여성들이 많다. 당장 그만두어야 한다. 내 시간을 가져야 한다. 먹기 전에 앉아서 몇 번씩 깊은 숨을 쉰다. 음식을 잘 씹고, 먹는 동안에는 물을 마시지 않는다. 음식을 음미해야 한다. 맛과 향을 음미하고 좀 더 천천히 먹으면 자동적으로 음식을 적게 먹게 된다. 뇌가 배부르게 먹었다는 것을 인지하는 데는 20분이면 족하기 때문이다.

따라서 먹을거리로 스트레스를 해소하려는 생각은 삼가야 한다. 스트레스를 받으면 우리 몸은 뭔가 먹으라고 종용할 것이다. 그런 충동이 생기더라도 이 악순환을 끊어야 한다.

 긴 안목으로 보기

지금 걱정하는 일들이 정말로 큰일인가? 마크 트웨인은 "나는 노인이라서 걱정거리가 많지만, 실제로 그런 일들은 거의 일어나지 않았다"고 말했다. 우리가 걱정하는 일 가운데 40%는 일어나지 않는다. 일어난 일 가운데 40%도 어찌할 수 없는 일들이다. 게다가 '걱정거리'의 80%는 걱정할 일도 아니다.

규칙적으로 화장실에 가라

할 일이 너무 많아서 화장실에 앉아 제대로 일을 볼 시간조차 없다는 사람들이 있다. 왜냐하면 다른 일을 하느라 분주하게 돌아다녀야 하기 때문이다. 우리의 몸과 장은 편안하게 대소변을 봐야 한다. 몸에 쌓인 독소와 쓰레기 물질을 배출하기 위해 적어도 하루 한 번 이상 장을 비울 필요가 있다.

어떤 소화기 내과의가 남성이 여성보다 장 청소를 더 잘한다고 말하는 것을 들은 적이 있다. 이유인즉, 남성들은 화장실에 앉아 신문을 읽는데, 다 읽기 전에는 일어나지 않기 때문이라는 것이다.

정기적으로 운동하라

정기적으로 운동하는 것은 뱃살을 빼는 것뿐만 아니라 정신 건강에도 매우 중요하다. 운동은 신경전달물질인 엔도르핀을 분비하도록 돕는다. 엔도르핀은 기분을 좋게 하고 각성 효과를 높이며 마음을 안정시킨다. 엔도르핀은 또한 식욕 억제에도 도움을 준다. 스트레스 호르몬을 모두 소모하고, 우리 몸으로부터 먹으라는 신호를 거두어들이기 때문이다.

연구에 따르면 운동은 스트레스의 영향을 줄이고 자존감을 높이며, 근심과 우울증을 없애 주고, 감정을 고조시킨다.[3] 스트레스를 날리기 위해서 하는 운동은 10km까지 달릴 필요도 없다. 집에서 음악에 맞춰 춤을 추거나, 노래를 부르는 것처럼 간단한 정도로도 충분하다.

자주 포옹하라

엄마들은 꺼안아 주는 것이 좋다는 것을 알고 있다. 과학자들은 꺼안는 것이 스트레스를 줄일 수 있다는 사실을 입증했다. 꺼안기가 옥시토신 수치를 올리도록 돕기 때문이다. 한 커플을 대상으로 꺼안기 전과 후에 옥시토신과 아드레날린 호르몬의 수치가 어떻게 변하는지 연구했다. 그 결과 22초 동안 꺼안으면 아드레날린 수치가 떨어지고 옥시토신 수치는 올라가는 것으로 나타났다.[4]

항상 즐겁게 웃어라

유머 감각을 갖도록 노력하자. 기분이 별로 좋지 않을 때도 웃으면, 우리 몸은 기분이 좋아지게 만드는 유익한 화학 물질을 분비한다는 보고가 있다. 웃음은 혈액에 산소 공급을 늘리고, 기분을 좋게 만드는 신경전달물질에 영향을 미치며, 행복을 느끼게 해 준다. 웃음은 정말로 건강에 가장 좋은 약이다!

호흡법을 배우고 실천하라

숨쉬기는 스트레스를 날리는 가장 중요한 방법 가운데 하나다. 가만히 있어도 숨을 쉬는데 왜 굳이 숨 쉬는 법을 배워야 할까? 제대로 숨 쉬는 것은 단순히 숨을 쉬는 것과는 다르다. 어린아이가 숨 쉬는 것을 보면 아이의 배가 모두 올라갔다 내려오는 것을 볼 수 있다. 왜냐하면 아이들은 횡격막(가로막)으로 숨을 쉬기 때문이다.

그러나 어른들은 가슴 윗부분을 이용해 얕은 숨을 쉬는 경향이 있다. 그렇게 숨을 쉬면 긴장감과 피로감이 늘어난다.

스트레스를 받을 때 스트레스를 가중시키는 얕은 숨을 쉴 가능성이 더 높다. 그것은 마치 과호흡 증후군 환자의 호흡과 비슷하다. 하지만 횡격막으로 호흡하는 법(복식 호흡)을 배우면, 몸에 스트레스 강도가 약해졌다는 신호를 보낼 뿐만 아니라, 몸과 마음에 더 많은 산소를 공급할 수 있다. 복식 호흡은 우리 몸에 더 많은 에너지를 가져다주고, 기분을 좋게 만드는 신경전달물질의 작업 효율을 높일 뿐만 아니라, 뇌 중심부도 더 활발하게 이완시킨다.

호흡을 제대로 하면 코르티솔 수치를 낮추어 뱃살을 줄일 수 있다. 그뿐만이 아니다. 우리가 먹은 음식은 산소가 있어야 태울 수 있다. 따라서 우리 몸에 더 많은 산소가 순환할수록 음식을 더 효율적으로 태울 수 있다. 그러면 자동적으로 우리는 더 많은 에너지를 얻을 수 있고, 신진대사가 활발해지며, 음식이 지방으로 저장되지도 않는다.

요가나 필라테스 같은 운동을 하면 제대로 호흡하는 법을 배울 수 있다. 하지만 올바른 호흡법은 집에서도 얼마든지 익힐 수 있다. 뭐든지 처음에만 좀 이상하지 점차 자연스러워진다.

 나의 호흡법 알아보기

등을 대고 눕는다. 오른손을 가슴 위에 놓고 왼손을 배꼽에 놓는다. 평상시처럼 숨을 쉰다. 숨을 쉴 때마다 어느 손이 더 움직이는지 살펴본다. 만일 오른손이 왼손보다 더 많이 움직이면 얕은(가슴) 호흡을 하고 있는 것이다. 이 경우에는 호흡법을 바꿀 필요가 있다.

당장 다음 주부터 매일 10분 정도씩 단순한 운동부터 시작하자.

- 배를 땅에 대고 누워 발을 60cm 정도 벌린 뒤 발 바깥쪽의 긴장을 푼다.
- 팔을 접어 손을 팔뚝 위에 놓고 팔 위에 머리를 얹는다.
- 긴장을 푼다.

바닥의 압력으로 인해 횡격막으로만 숨을 쉴 수 있다. 이제 10분 동안 다음과 같이 한다.

- 숨을 유연하게 들이쉬고 내쉰다.
- 날숨이 들숨보다 길어야 한다.
- 코로만 숨을 쉬고 입으로는 쉬지 않는다.

1주일 동안 이와 같은 동작을 매일 10분씩 했다면, 이후에는 똑바로 서서 하도록 한다.

- 발 사이의 간격을 약간 벌리고 선다.
- 코로 부드럽게 숨을 내쉬고 들이쉰다.
- 손을 배 위에 올려놓는다.
- 숨을 들이쉬면서 배를 바깥쪽으로 민다. 손이 밀려나는 것을 느낄 수 있을 것이다.
- 잠깐 멈춘다.
- 코로 천천히 숨을 내쉰다.

- 숨을 내쉴 때, 모든 긴장과 스트레스가 마치 부드럽게 흐르는 강물처럼 내 몸에서 빠져나간다고 상상한다.
- 위의 동작을 10분 동안 반복한다.

이 같은 복식 호흡을 3개월 동안 매일 한다.

잠을 충분히 자라

잠은 건강한 생활을 하는 데 아주 중요하다. 대부분의 사람들은 잠을 너무 부족하게 잔다. 스트레스와 수면은 반비례한다. 잠을 적게 잘수록 힘든 상황에 적응하기가 어려워지고, 잠을 많이 잘수록 생활 속 스트레스는 줄어든다.

잠만 잘 잔다고 건강해지는 것은 물론 아니다. 그러나 잠은 우리 몸이 최선을 다해 일할 수 있도록 하고, 육체적으로나 정서적으로 매일 매일 일어나는 삶의 요구에 대처할 수 있도록 해 준다. 잠은 배터리를 재충전할 수 있는 시간을 주고, 세포조직을 수리하며, 세포가 성장하도록 한다. 잠을 적게 자면 몸은 또 다른 스트레스를 받는다.

사회 생활을 하면서 우리는 잠에서 깨어 있는 낮 시간을 한계 상황까지 몰아간다. 이제 잠은 필수적인 것이 아니라 거의 사치품이 되어 버렸다. 전구가 발명되기 전에는 어두워지면 오후 9시쯤 잠자리에 들고 아침에 일어났다. 1960년대까지만 해도 사람들은 8~8.9시간을 잤는데,[5] 지금은 대부분의 사람들이 밤에 텔레비전 시청과 쇼핑, 인터넷 서핑을 하느라 6.9~7시간 정도밖에 자지 않는다.[6] 많은 사람들이 과중한 업무로 중압감에 시달리고 있다. 현대 사회에서는 일의 성과나 얼마나 바쁜 가로 사람을 판가름한다. 그러다 보니 늦은 밤까지 자지 않고 많은 일을 하는 것을 당연시한다.

과학자들이 타액 샘플에서 코르티솔 수치를 살펴본 결과, 잠을 제대로 자지 않는 사람의 경우 오후 4시에서 9시 사이에 코르티솔을 다루는 비율이 잠을 충분히 자는 사람보다 6배나 느리다는 사실을 알아냈다. 이는 코르티솔 수치가 너무 높고, 그 상태가 지나치게 오랫동안 지속된다는 것을 의미한다. 게다가 이 시간에는 노화 과정도 더 빨리 진행된다.[7] 따라서 잠이 부족하면 코르티솔 수치가 올라갈 뿐만 아니라 몸매가 더 빨리 항아리 모양으로 변하고 노화도 촉진될 것이다.

또 잠을 제대로 자지 않으면 인슐린 저항성이 될 수도 있다. 6일 동안 하루에 4시간만 잠을 잔 사람을 살펴본 결과, 인슐린과 포도당 패턴이 거의 제2형 당뇨병 환자와 비슷하게 나타났다.[8] 2001년 미국 당뇨병협회(ADA)의 연례 모임에서, 하루에 6.5시간 미만(7.5~8.5시간에 비해)으로 잠을 자는 사람들은 인슐린을 50% 이상 많이 분비하지만 민감도는 40%나 떨어진다는 연구 결과를 발표했다.

충분히 휴식을 취하면 바쁜 상황에 정서적으로나 육체적으로 훨씬 더 잘 대처할 수 있다. 잠을 충분히 자지 못하면 면역력은 떨어진다. 최근 연구 결과, 평소보다 하루에 한 시간씩만 잠을 적게 자도 박테리아나 바이러스 같은 외부의 침입자들과 싸우는 역할을 하는 '자연 살해(NK) 세포'의 숫자가 줄어드는 것으로 나타났다.[9] 충분히 잠을 자지 않으면 건강을 해치고 감기나 다른 질병에 잘 걸리는 것도 이 때문이다.

수면 부족에는 크게 두 가지 유형이 있다. 잠자리에 들었을 때 제대로 잠들지 못하는 경우와, 잠은 쉽게 들지만 밤에 자주 깨어 다시 잠을 잘 수 없는 경우가 그것이다.

우리의 육체적·정신적 상태는 서로 얽혀 있다. 따라서 만일 뭔가 걱정거리가 생기면 우리 몸은 긴장을 풀 수가 없다. 그러면 잠자는 시간은 더욱 줄어들고 그만큼 스트레스도 더 받을 수밖에 없다. 잠들지 못하는 것을 걱정하고 다음날 어떻게 대처할

까를 걱정한다. 통증 같은 신체적 증상이 생기면 걱정은 더욱 늘고, 몸은 긴장을 풀지 못하며, 스트레스를 경험한다. 그리고 당연한 결과로 잠을 제대로 이루지 못한다. 이것은 또 다른 악순환이다.

숙면을 위한 팁

- 파트 4의 식이요법을 따라야 한다. 특히 차나 커피, 콜라, 초콜릿처럼 카페인이 들어 있는 음식이나 음료는 삼간다. 심지어 카페인을 뺀 커피도 문제가 될 수 있다. 왜냐하면 카페인을 뺀 커피에도 다른 각성제가 들어 있어 각성 효과를 내기 때문이다.

- 음식은 조금씩 먹는 것이 좋다. 그래야 혈당이 안정적으로 유지돼 아드레날린 수치가 일정해지고, 부신이 과다하게 일하는 것을 막을 수 있다. 그 결과 부신이 코르티솔 호르몬 분비를 억제해 잠자리에 들 때 분비량이 줄어든다.

- 만일 한밤중에 자주 깬다면, 특히 갑자기 깨거나 가슴이 두근거려 잠을 깬다면 잠들기 한 시간 전쯤 귀리 케이크나 호밀 빵 한 조각과 같은 탄수화물 합성물을 먹는다. 그러면 밤새 혈당이 떨어지는 것을 막을 수 있다. 또 잠자다가 생기는 혈당 불균형(야간 저혈당)을 바로잡기 위해 아드레날린이 혈액 속으로 분비되는 것을 막아 준다.

- 술은 금물이다. 술은 아드레날린과 코르티솔 분비를 촉진하는 혈당 수치에 영향을 미칠 뿐만 아니라, 트립토판*이 뇌로 이동하는 것을 막는다. 트립토판은 신경전달물질을 이완시키는 세로토닌으로 바뀌기 때문에 매우 중요하다.

- 잠자리에 들기 전에 카밀레(camomile) 차를 한 잔 마셔서 긴장을 푼다.

---

*트립토판 : 동물 영양에 필요한 아미노산

- 운동은 아침 일찍 일어나서 한다. 운동은 각성 효과가 있어서, 저녁 늦게 운동을 하면 잠을 제대로 자지 못하는 여성도 있다.

- 잠자기 전에 욕조에 따뜻한 물을 가득 채운 뒤 베르가모트, 라벤더, 로만 카밀레, 마저럼 등과 같은 아로마테라피 오일을 이용해 긴장을 푼다. 뜨거운 물은 각성 효과가 있으므로 피하는 것이 좋다. 몸을 이완시키려면 따뜻한 물이 좋다. 베개에 라벤더 같은 아로마테라피 오일 몇 방울을 떨어뜨리거나 증발기를 이용해도 같은 효과를 얻을 수 있다. 잠자기 전에 아로마테라피 오일로 부드럽게 마사지를 하는 것도 숙면에 도움이 된다. 특히 부신에는 게르마늄이나 로즈마리가 좋다.

- 잠자는 패턴을 지켜야 한다. 어떤 시간에 자더라도 가능하다면 매일 아침 같은 시간에 알람을 맞춰 일어난다. 늦어도 밤 10시에는 침대에 들도록 노력하는 것이 좋다. 물론 쉽지는 않겠지만, 규칙적인 수면 습관은 바이오 리듬 유지에 도움을 주고 코르티솔 분비를 줄인다.

- 적어도 잠들기 한 시간 전에 다음날 해야 할 일의 목록을 작성한다. 그러면 잠들기 전에 다음날 해야 할 일을 곰곰이 생각하느라 제대로 잠을 이루지 못하는 사태를 막을 수 있다.

- 성생활은 몸을 이완시키고 긴장을 풀고 잠드는 데 도움을 준다.

- 쥐오줌풀, 시계풀, 골무꽃 같은 약용 식물이 포함된 보충제를 먹는다. 이들은 진정제 역할을 해 불면증을 극복하는 데 도움을 준다. 한 가지 약용 식물에만 의존하는 것은 좋지 않다. 카밀레는 요긴한 진정제로, 신경계를 진정시키는 효과가 있고 숙면을 촉진한다.

- '천연 진정제'로 알려진 마그네슘은 불면을 해결하는 데 도움을 준다. 다리가 계속 저리고 쥐가 나면 마그네슘과 비타민E를 복용한다.

살을 빼려면 잠을 더 자라

단지 밤에 침대에서 잠을 한 시간 더 자는 것만으로도 살을 뺄 수 있다. 잠잘 때 나오는 호르몬인 렙틴이 식욕을 제어해 지방세포의 생산을 억제한다. 렙틴은 포만감을 느끼도록 돕는데, 잠을 제대로 자지 못하면 이 호르몬의 분비가 줄어든다.

27~40세 성인 500명을 13년 동안 추적 조사한 결과, 여성의 경우 몸무게는 평균 2.25kg 늘어난 데 반해 잠자는 시간은 7.7시간에서 7.3시간으로 줄었다. 이 여성들 중 하루에 잠을 6시간 미만 잔 사람의 몸무게가 가장 많이 늘었다.[10]

불행히도 깨어 있는 시간이 늘어날수록 더 많이 먹고 렙틴 수치도 낮아진다. 한 연구에 따르면 6일만 잠을 적게 자도 렙틴 수치가 심각하게 줄어들 수 있고, 뱃살이 늘어나는 데도 그리 오랜 시간이 걸리지 않는다.[11]

한 임상 시험에서 지원자들에게 잠을 줄이도록 한 결과 렙틴 수치가 줄어드는 것을 발견했다. 반면 탄수화물에 대한 욕구는 45%나 늘어났다. 몸이 피곤하다면 깨어 있기 위해서 단 음식을 필요로 한다.[12]

만일 당신이 하룻밤에 잠을 8시간 이하로 잔다면 몸에 지방이 많아지고 체질량 지수(BMI)도 커질 것이다.[13]

● 시각화 기법을 이용한다. 내가 아름다운 해변에 있다고 상상하자. 따뜻한 태양 아래서 선탠을 하는데, 발 아래로 부드러운 모래가 펼쳐지고 푸른 하늘과 맑은 물, 아름다운 향기가 나는 꽃이 지천으로 널려 있다고 생각하자. 또는 열대의 파라다이스에서 편안히 쉬면서 부드러운 음악을 듣고 있다고 상상하자. 이런 방법은 스트레스를 누그러뜨리지 못할 때나 육체적으로 피로할 때 아주 유용하다. 마음을 진정시키는 데 집중하면 해방감을 느낄 수 있다.

● 몸을 이완시키는 연습을 한다. 마음을 진정시키는 음악을 배경 음악으로 들으면서 연습하면 더 좋다.

수면제

수면제는 밤에 잠을 자는 자연스러운 수면 사이클을 바꾸기 때문에 피하는 것이 좋다. 사람은 일반적으로 잠자는 시간의 첫 3분의 2 동안에는 깊은 잠과 얕은 잠을 동시에 잔다. 잠자는 시간의 마지막 3분의 1은 얕은 수면만을 한다. 눈동자가 빠르게 움직이고 꿈을 꾸는 렘(REM) 수면 혹은 '꿈' 수면은 약 90분 간격으로 일어난다. 이 모든 단계가 똑같이 중요한데, 수면제는 이런 잠의 사이클을 방해한다.

그렇지만 만일 수면제를 먹고 있다면, 갑자기 약 복용을 중단하는 것은 좋지 않다. 수면제를 끊고 싶으면 먼저 의사와 상의해야 한다.

토끼잠

영국 총리를 지낸 윈스턴 처칠과 마거릿 대처는 밤에 잠을 거의 자지 않아도 괜찮았다고 한다. 왜냐하면 이들은 낮에 토끼잠을 잤기 때문이다. 어떤 여성들은 토끼잠을 아주 잘 잔다. 10~15분의 짧은 낮잠은 스트레스를 줄이고 에너지를 재충전하는 데 도움이 된다.

그렇지만 어떤 여성들은 토끼잠을 잔 뒤에 기분이 더 나빠졌다거나, 짧은 시간 동안에는 잠을 잘 수 없다고 호소한다. 짧게 재충전하기 위해 쉬려다가 1시간이나 혹은 하루를 망친다고 주장하는 사람도 있다.

토끼잠을 잘 자려면 앉아서 자야 한다. 만일 침대로 가서 누워 잔다면 깊은 잠에 빠질 수 있고, 충분히 잠을 자지 못하면 그로기 상태가 된다. 너무 오랫동안 잠들 수도 있다. 토끼잠을 위한 최적의 시간은 25~30분이다.

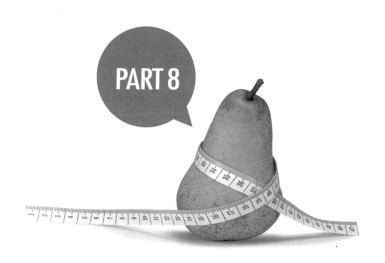

PART 8

모든 것이
당신의
유전자 속에
있다

우리 몸은
답을 알고 있다

유전적 요인이 몸매에 영향을 줄 수 있을까? 유전자는 과연 가장 좋은 식이요법을 알려 줄 수 있을까? 이 두 가지 질문에 대한 답은 '그렇다'이다. 유전자 테스트를 통해 저지방 음식을 먹어야 하는지, 아니면 단지 음식 섭취를 줄여야 하는지 알 수 있다. 포도주 한 잔이 정말로 유전적으로 유익한지, 포도주 한 잔도 절대 마시지 말아야 하는지를 말이다. 양배추를 더 많이 먹어야 하는지 혹은 보충제를 먹어야 하는지에 대한 대답도 모두 유전자 속에 있다.

음식과 몸매, 몸무게에 관한 유전자의 효과를 알아보기 위해, 과학자들은 우리 선조들과 그들의 생활양식을 연구했다. 오늘날 우리 몸의 호르몬 체계는 선조들의 그것과 아주 유사하다. 다만 그들은 견과류와 딸기류를 찾아다니고, 저녁거리를 찾아 사냥을 다니며, 사냥을 하지 못하면 굶었다. 반면 오늘날 우리는 더 이상 사냥을 다닐 필요가 없다. 가까운 슈퍼마켓에만 가면 먹을 고기를 찾을 수 있다. 껍질을 벗겨 썰어서 플라스틱에 쌓아 놓은 고기다. 돈이 많을수록 더 많은 고기를 가질 수 있다. 우리가 먹는 음식은 점점 진화해 우리 선조들이 거의 알지 못했던 가공 탄수화물과 포화지방, 설탕까지 먹게 되었다. 그러나 우리의 유전적 기질은 하나도 변하지 않았다.

신진대사를 최소화해서 음식을 먹지 않아도 생존하던 시대가 있었다. 당시 사람들의 몸은 가급적이면 모든 것을 지방으로 저장하고, 꼭 필요한 것만 에너지로 쓰기 위해 태웠다. 하지만 이런 사람들의 시대는 지나갔다. 그들은 '효과적인' 신진대사 덕분에 생존할 수 있었다. 그 후손들은 넘쳐 나는 칼로리를 지방(위급 상황에 대비한 에너지 저장고)으로 저장하라고 명령하는 유전자를 지니고 있다. 심지어 오늘날까지도, 계절에 따라 음식 공급이 들쭉날쭉한 문화권에서는 사람들이 에너지 창고를 만들 능력을 지니고 있어, 몸무게가 극적으로 변한다[1]. 현대 서구 사회에서는 이 같은 유전적 기질을 가진 사람은 운이 나쁘다고 여긴다. 그들은 무엇을 먹는지, 즉 무엇이 몸무게를 늘리는지 반드시 살펴야 한다.

음식물을 거의 섭취하지 못할 때는 느린 신진대사가 이점이 되지만, 값싼 음식과 패스트푸드가 넘쳐나는 풍요의 시대에는 분명 건강을 해치는 단점이다.

식습관과 생활방식이
몸을 바꾼다

비만의 요인이 유전자에만 기인하는 것은 아니다. 비만 전문가인 조지 브레이 (George Bray) 박사는 "유전자가 총알을 장전하고 환경이 방아쇠를 당긴다"고 말한다.

미국 애리조나 주 원주민인 피마 인디언은 '검약 유전자'를 가지고 태어난다. 피마 인디언의 신진대사는 매우 효율적이어서 기근에 대비해 지방을 축적한다.

피마 인디언들은 2,000년 동안 밀과 콩, 호박을 재배해 왔다. 그렇지만 19세기 말에 서부 정착민들에 의해 물 공급이 제한되자, 피마 인디언들은 살아남기 위해 미국 정부가 주는 흰 밀가루와 설탕 등을 먹기 시작했고, 한참 뒤에는 점점 더 가공된 음식에 길들여졌다. 그러다가 결국 전형적인 미국인이 되면서 그들의 신진대사가 충돌을 일으켰다. 이제 '검약적인 유전자' 덕분에 피마 인디언들은 지구상에서 가장 뚱뚱한 사람들이 되어 버렸다. 피마 인디언의 90%는 과체중이거나 비만이다. 대부분은 늦어도 8살이면 인슐린 저항성이 되고, 심지어 세 살배기도 제2형 당뇨병에 걸린다. 피마 인디언들은 다른 미국인들과 똑같이 정크푸드를 먹는데도 당뇨병 비율은 미국

백인들에 비해 10배나 높다.

따라서 비록 우리 모두가 유전적 기질의 제약 속에 살아간다고 하더라도, 먹는 것과 사는 방식으로 유전자의 행동은 바뀔 수 있다.

사람에 따라서는 뱃살을 찌워 몸매가 항아리 모양이 되게 하는 유전적 성향을 가지고 태어나는 경우가 있다.[2] 이 같은 유전적 요인들은 신진대사율을 낮추고 인슐린 수치를 높이며, 인슐린 저항성이 될 가능성을 높인다. 그러나 유전자 연구 분야의 권위자들은 이에 덧붙여 뱃살을 주의 깊게 연구했다. 미국 메릴랜드 주의 존스홉킨스 의과대학 베이뷰 메디컬센터 노인병 및 노인학과의 의사인 앨런 슐디너(Alan Shuldiner)는 이렇게 말한다. "만일 음식과 운동을 통제할 수 있다면, 대부분 이 같은 유전적 부담은 아무것도 아닐 수 있다. 좀 더 열심히 노력해야 하지만, 생활습관은 비만을 통제할 수 있다."

결론적으로 유전적인 성향이 뱃살에 절대적인 영향을 미치지는 않는다. 무엇이든 먹어도 되지만 날씬한 친구보다 좀 더 열심히 노력할 필요가 있을 뿐이다.

유전자를 알면
식생활습관을 바꿀 수 있다

2000년 8월, 미국 유전학 및 질병예방센터(OGDP)는 '유전자-환경의 상호작용'이라는 제목으로 다음과 같은 성명을 발표했다.

모든 인간의 질병은 유전적 감수성과 환경 요소가 상호작용을 한 결과다. 환경 요소에는 감염을 비롯해 화학적, 물리적, 영양학적, 행동양식적 요인 등이 있다. 유전적인 성향의 편차는 거의 모든 질병과 관계가 있다. 유전적 편차가 직접적으로 질병을 일으키지는 않지만 환경 요소에 대한 개인의 감수성에는 영향을 미친다. 유전 정보는 조정을 목적으로 사용될 수 있다.

이 성명이 뜻하는 바는 이 책을 쓴 목적과도 연관이 있는데, 사람은 저마다 독특한 유전자를 가지고 있다는 것이다. 이 때문에 사람에 따라서 코르티솔과 인슐린, 뱃살을 더 많이 만들 수 있다.[3] 하지만 이런 독특한 유전자의 역할을 이해하면 식습관과 생활습관(과학자들이 유전이 아니라 '환경'이라고 부르는 것)을 바꿀 수 있다. 올바른 식습관과 생활습관은 문제가 발생할 위험을 줄일 수 있다. 유전자는 이미 어떤 질병에 걸리도록 예정되어 있으니 받아들이라고 강요하는 것이 아니라, 유리하게 이용할 수 있도록 중요한 정보를 제공한다.

어떤 사람들은 유전자로 인해 카우치 포테이토*가 되는 것을 피할 수 있지만, 어떤 사람들은 그렇게 하지 못한다. 28쌍의 일란성 쌍둥이(유전자로는 똑같은 쌍둥이)를 대상으로 유전자와 관련된 생활습관의 영향에 대해 연구했다. 쌍둥이 형제 중 한 명은 카우치 포테이토이고 다른 한 명은 열심히 운동을 하는 사람이었다. 6주 동안 이들 쌍둥이는 고지방식을 먹었다. 이어 다음 6주 동안은 저지방식을 했다. 각 6주가 끝난 다음, 두 사람의 콜레스테롤 수치를 측정했다. 생활습관은 매우 달랐어도, 두 쌍둥이들은 식습관의 변화에 비슷하게 반응했다. 유전 성향이 식습관 변화를 완전히 장악한 것이다. 연구자들은 다른 쌍둥이들에게도 똑같은 연구를 진행한 결과, 어떤 쌍둥이들은 고지방식에 매우 민감한 반면, 다른 쌍둥이들은 어떤 음식을 먹든지 운동을 하든지에 상관없이 콜레스테롤 수치가 전혀 변하지 않았다. 그러나 어떤 경우에든 쌍둥이들의 반응 방식은 똑같았다. 이 연구를 주도한 폴 윌리엄스는 "우리는 실험을 통해 유전자가 얼마나 중요한지 알게 되었다. 어떤 사람들은 식사를 조심해야 하지만 어떤 사람들은 좀 더 자유롭게 먹을 수 있다"고 말했다.[4]

---

* 포테이토 : 텔레비전을 보면서 소파에 앉아 감자 칩을 먹는 사람을 뜻하는 말로, 아주 게으른 사람을 비유적으로 일컫는 용어.

유전자 정보
이용하기

유전자 테스트는 매우 유용하다. 이 테스트를 하면 다양한 정보를 얻을 수 있기 때문이다. 인생과 유전자 테스트를 카드 게임의 관점에서 생각해 보자. 우리는 바꿀 수 없는 카드를 돌릴 것이다. 그러면 게임 내내 그 카드로만 쳐야 한다. 예컨대 눈 색깔 등이 그러하다. 또 '검약 유전자' 같은 유전자들이 있다. 이 유전자들은 선택할 수 없다. 그러나 어떤 플레이를 하는 데는 유용할 수도 있다. 그런데 만약 어떤 패를 손에 쥐었는지 볼 수 없다면 어떻게 될까? 이길 가능성이 거의 없을 것이다.

서구 전통의학은 항생제와 항염제, 항히스타민제, 항우울제 등 '항(대증적 요법)'에 기초하는 경향이 있다. 이들 약은 근본 원인보다는 증세를 다루는 데 초점을 두는 경우가 많다. 따라서 가령 항염제 복용을 멈추면 관절은 다시 아프게 마련이다. 이 약은 관절이 아픈 이유에 초점을 두지 않기 때문이다.

미래에는 예방약(유전자 테스트를 통해 어떤 질병이 발생할지 미리 알아내 치료하는 약)이 중요한 역할을 할 것이다. 주류 의학에서도 점점 널리 쓰이게 될 것이고, 결국에는 적재적소에 알맞은 약을 찾아주는 만병통치약 형태로 발전할 것이다.

이런 연구를 하는 과학을 '약물유전학'이라고 한다. 약물유전학은 유전 정보를 이용해 필요한 약을 정확하게 찾아낸다. 2004년 6월, 영국 정부는 NHS를 '세계 최고의 유전자 건강센터'로 만들기 위해 5,000만 파운드를 투자한다고 발표했다. 이 분야 연구는 방대하고 발전 가능성이 무궁무진하다. 500만 명이 참여하고 있는 영국 바이오뱅크는 유전자와 환경이 건강에 미치는 영향을 연구해, 10년 안에 유전자와 환경 요소 간의 상관관계를 알아낼 계획이다.

이것은 영양의학을 포함하는 차세대 의학이다. 이것이 완성되면 개인에게 필요한 음식과 보충제 프로그램을 찾아 줄 수 있을 것이다. 18세기 외과의사인 칼레브 패리 (Caleb Parry)는 "어떤 질병에 걸렸는가보다 어떤 사람이 이 질병에 걸렸는지 아는 것이 더 중요하다"고 말했다.

유전자 테스트는 지금도 가능하다. 이 테스트를 거치면 각자에게 어떤 음식이 가장 좋은지 알 수 있다. 유전자 성향에 따라 우리는 피해야 할 음식과 반드시 먹어야 할 음식, 그리고 특별히 유용한 보충제 등을 정확히 알 수 있다.

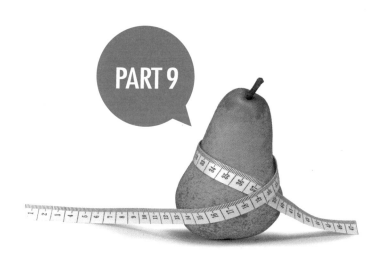

PART 9

뱃살을
진단하고
치료하는
유용한 검사들

뱃살 진단에 유용한
기본 검사

몸에 뱃살을 지니고 있는 게 확실하다면 지방이 분포하고 있는 것도 명백한 사실이다. 그렇다면 이 책에서 추천하는 방법을 실행해 보라고 권하고 싶다. 몸매가 날씬하게 변할 것이고, 몸매가 변하면서 건강에 좋지 않은 항아리 모양의 몸매도 바꿀 수 있다.

대다수의 사람들은 이것으로 만족한다.

그렇지만 어떤 사람들은 그래프 등을 통해 확실히 눈으로 확인하기를 바란다. 그리고 자신들이 하고 있는 일이 문제를 해결하는 데 도움이 된다는 생리적인 증거를 보고 싶어 한다. 그래서 실험실 검사를 하는 것이다.

실험실 검사는 정기적으로 자동차 종합 검사(MOT test)를 하는 것처럼 문제를 해결할 수 있을 때 정기적으로 해야 한다. 자동차의 브레이크 페달이 닳아 정말 위험한 사고를 일으키기 전에 교체해야 하듯이 말이다.

우리는 가급적이면 우리 몸이 제 기능을 하기를 원한다. 그러기 위해서는 실제로 문제가 발생하기 전에 잠재적인 문제를 발견해내는 것이 무엇보다 중요하다. 그런 다음에는 찾아낸 문제를 바로잡아야 한다.

뱃살을 진단하고 치료하는 데 유용한 검사는 아주 많다. 앞서 파트 3에서 제시한 건강에 대한 암시는 단지 미용상의 문제, 즉 잘 맞지 않는 옷을 입었을 때의 불편함 같은 것과는 거리가 멀다. 뱃살이 몸속에서 심각한 건강상의 문제를 불러일으킬 수 있다는 사실을 충분히 이해했을 것이다. 그러한 이해가 앞으로의 건강을 위해 이 책에서 제시한 권고를 따르고, 몸을 다시 살피는 계기가 되어줄 것이다.

그러기 위해서는 다음과 같은 기본적인 검사를 받아 두는 것이 좋다.

- 부신 기능 스트레스 검사
- 인슐린 저항성 검사
- 음식 알레르기 검사
- 효모와 기생충 검사

위에 제시한 검사에 대해서 좀 더 자세히 알아보기로 하자.

부신 기능
스트레스 검사

부신 기능 스트레스 검사를 하면 코르티솔 수치가 상승했는지 여부를 확실히 알수 있다.

혈액검사로는 충분하지 않다. 혈액검사는 쿠싱 증후군(코르티솔 수치가 너무 높아 생기는 질환)이나 애디슨병(코르티솔 수치가 너무 낮아 생기는 질환)과 같은 심각한 신장 질환을 알아내기 위해 고안되었다. 하지만 좀 더 복잡한 문제를 알아내고 싶을 때는 거의 도움이 되지 않는다.

게다가 코르티솔은 아침에 가장 높고, 긴장이 풀어지고 침대에 들어가는 저녁에 가장 낮다(229쪽 도표 참고). 코르티솔이 정상적인 범위에 머물러 있는지 확인하기 위해서는 24시간 동안 코르티솔 분비 주기를 살펴보는 검사가 필요하다.

24시간 동안 코르티솔 분비 주기

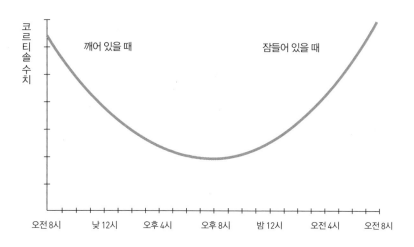

코르티솔 수치 / 깨어 있을 때 / 잠들어 있을 때

오전 8시　낮 12시　오후 4시　오후 8시　밤 12시　오전 4시　오전 8시

검사 방법

　혈액검사는 하루에 4번 해야 제대로 이뤄지기 때문에, 혈액 대신 타액을 이용한다. 4번의 타액 샘플은 집에서 키트에 모으면 된다. 그런 뒤 분석을 위해 샘플을 실험실로 보낸다. 이 검사를 통해 DHEA의 양을 측정할 수도 있다. DHEA는 코르티솔의 부정적인 효과를 바로잡고, 스트레스에 대처하도록 돕는다. 이 밖에도 기억력을 높이고 에너지를 증강시키며, 지방 조직을 줄이고 과다한 인슐린과 음식 섭취를 줄임으로써 몸무게를 줄이는 효과가 있는 것으로 밝혀졌다. 하지만 뭐니 뭐니 해도 DHEA의 가장 두드러진 효과는 노화와 질병으로 인한 세포의 피해로부터 면역체계를 보호하는 것이다. DHEA 수치를 적절하게 유지하는 것이 중요한 이유도 그 때문이다. 부신 기능 스트레스 검사를 하면 DHEA 수치를 알 수 있다.

과학자들이 뱃살과 타액에서 측정한 코르티솔 수치 사이의 상관관계를 살펴보았다. 그 결과 아침에 잠에서 깬 뒤 처음으로 채취한 샘플에서 측정한 코르티솔의 최고 수치가 뱃살의 지방과 아주 밀접한 관계가 있다는 사실을 알아냈다.[1]

연구 결과를 살펴보면 뱃살에 좋은 지표가 되는 코르티솔 수치에 관한 다른 연구에도 관심을 가지게 될 것이다. 또 코르티솔 수치가 여성 건강에 얼마나 폭넓은 영향을 미치는지, 왜 뱃살뿐만 아니라 건강을 위해서도 코르티솔 수치가 중요한지 알게 될 것이다. 현재 코르티솔의 하루 분비 리듬이 유방암을 예측하는 데 사용할 수 있는지 알아보는 연구가 진행 중이다. 면역체계와 자연 살해(NK) 세포가 자신의 역할을 효과적으로 해내는 데 코르티솔이 어떠한 영향을 미치는지 알아보려는 것이다.[2] 그리고 또 다른 연구에서는 유방암에 걸린 여성과 일반 여성의 차이점이 하루 코르티솔 리듬과 관계가 있는지 살펴보고 있다.[3]

이 책의 권고를 따르기 전에 가능하면 부신 기능 스트레스 검사를 하는 것이 좋다. 그런 다음 3개월 뒤 다시 검사를 하면 내 몸이 얼마나 달라졌는지 확인하는 데 도움이 될 것이다.

인슐린 저항성
검사

먼저 당신이 인슐린 저항성인지 아닌지 여부를 알 필요가 있다. 만일 인슐린 저항성이라면 파트 4에서 권고한 식이요법에 특별히 관심을 기울여야 하기 때문이다. 확실히 알고 있으면 조건이 바뀔 수도 있다.

알다시피 뱃살은 인슐린 저항성의 신호 가운데 하나다. 혈당 수치가 아주 높아지거나 낮아지는 것 역시 인슐린 저항성의 전조 증상이다.

만일 이 두 가지를 체크하지 않은 채 방치하면 제2형 당뇨병으로 악화될 수 있다. 따라서 제2형 당뇨병에 걸린 뒤 치료하는 것보다는 발생하기 전에 문제를 해결하는 것이 중요하다.

검사 방법

인슐린 저항성 측정은 단순 포도당 검사로는 부족하다. 인슐린 수치도 측정해야 한다. 인슐린 저항성이면 포도당과 인슐린 수치가 모두 높을 수 있기 때문이다.

인슐린 저항성 검사는 공복 상태에서 혈액검사로 측정한다. 이 말은 아침에 일어나 아무것도 먹고 마시지 않은 상태에서 혈액을 채취해야 한다는 뜻이다. 키트를 사용한 뒤 근처 병원을 통해 실험실로 보낼 수도 있다. 결과는 설명과 곁들여 전달될 것이다. 혈액검사는 총콜레스테롤과 HDL(좋은) 콜레스테롤, LDL(나쁜) 콜레스테롤, 중성 지방, VDL(저밀도 지방 단백질) 등을 측정한다. 인슐린 저항성이면 이들 수치가 일반적인 범위를 벗어날 수 있기 때문이다. LDL과 VDL 수치가 높으면 동맥 경화 위험이 높아진다. 2004년 52개국 조사 결과에 따르면, 심장마비의 45%는 비정상적인 콜레스테롤과 지방 수치로 인해 발생했다.[4] 그렇지만 이 연구에서는 노력하면 줄일 수 있는 '바꿀 수 있는 위험 요소들'은 언급하지 않았다.

잠깐!
만일 갈증이 심하고 소변을 자주 본다면, 당뇨병인지 여부를 알기 위해 의사와 상담하는 것이 좋다.

음식 알레르기
검사

음식 알레르기에는 두 가지 유형이 있다. 어떤 사람이 음식을 먹었을 때(혹은 때때로 음식과 접촉했을 때) 즉각적으로(예를 들어 땅콩처럼) 알레르기를 일으키는 것은 전형적인 알레르기다. 혈액에서 IgE(면역 글로불린 항체 E) 수치가 올라가는 이런 유형의 알레르기는 아나필락시스 쇼크(주사 등을 맞고 이상 증세를 보이는 쇼크)를 일으키고, 극단적인 경우에는 생명이 위험할 수도 있다. 이러한 증세는 음식에 대한 비정상적인 면역반응이다. 따라서 어떤 음식이 알레르기를 일으키는지 아는 것이 중요하다. 그래야 앞으로 그런 음식들을 피할 수 있기 때문이다.

이와 다른 유형의 알레르기는 주로 과민증이라고 하는데, 눈에 잘 띄지 않아 찾아내기가 어렵다. 그러나 과민증도 면역체계에 관여한다. 대부분의 과민증 알레르기 반응은 히스타민과 염증을 일으키는 물질의 분비를 촉진한다.

파트 3에서 보았듯이 지방세포는 염증을 일으키는 사이토카인을 생산하는데, 이 물질은 면역체계를 부풀리는 역할을 한다. 그러면 이를 가라앉히기 위해 부신이 더 많은 코르티솔을 생산한다. 코르티솔이 많이 생산되면 염증을 일으키는 사이토카인도 그만큼 더 많이 생산된다. 또 다른 악순환인 셈이다. 이 밖에도 사이토카인은 인슐린이 수용체와 결합하는 것을 막는 기능이 있기 때문에 몸을 인슐린 저항성에 빠뜨리기 쉽다.

코르티솔은 특정 음식에 알레르기 반응을 보일 때 아주 자연스럽게 활동을 시작하는 강력한 항염제다. 따라서 우리 몸이 다루기 힘든 음식을 먹으면, 코르티솔 수치가 올라가고 지방을 저장하라는 강력한 메시지가 뜬다. 알레르기를 일으키는 음식을 식단에서 빼면 극적으로 살이 빠지는 것도 이 때문이다.

오랫동안 히스타민과 다른 염증물질을 분비하면, 위장에 구멍이 나서 음식물 분자가 혈액 속으로 흘러 들어가 면역반응을 일으키기 시작한다. 몸이 음식물 분자를 외부물질로 인식해 이들을 공격하기 때문이다. 이것이, 예전에는 먹어도 전혀 문제가 되지 않던 물질에 알레르기 반응을 일으키는 이유다.

뱃살이 많은 사람에게 다음과 같은 증상이 나타난다면 음식 알레르기 검사(FAT)를 해볼 필요가 있다. 그래야 자신에게 맞지 않는 음식과 음료수를 피할 수 있다.

- 헛배 부름
- 위장의 과도 위축
- 설사
- 변비
- 만성 감염
- 가려움, 뾰루지, 여드름 같은 피부 트러블
- 피로
- 관절과 근육 통증

- 관절염
- 두통, 편두통
- 비염
- 누관(瘻管) 문제

검사 방법

이 검사는 하나의 혈액 샘플로 233가지 다른 음식과 양념, 착색제, 중독제, 음료 등에 대한 반응을 측정하는 것이다. 인슐린 저항성 검사에서처럼, 혈액 샘플 키트를 인근 병원에 보내면 병원에서 실험실로 보낸다.

효모와
기생충 검사

    불행하게도 효모와 기생충은 소화기계에서 면역반응을 유발할 수 있다. 이들을 없애기 위해 사이토카인이 분비된다.

    잠복기가 긴 칸디다성 질염은 칸디다증(candidiasis)의 주요 증세지만 다음과 같은 다른 증세가 나타날 수도 있다.

- 식탐, 특히 설탕과 빵

- 피로

- 헛배가 너무 부른 고창증

- 정신이 '멍한' 상태

- 술을 조금만 마셔도 취함

기생충에 감염되면 다음과 같은 증세가 나타날 수 있다.

- 과민성 대장 증후군
- 고창증
- 변비
- 설사성 대변
- 위 더부룩함 (특히 식후)
- 과다한 트림
- 소화불량
- 헛배 부름
- 식중독을 앓은 뒤 위가 좋지 않음
- 복통

효모와 기생충은 모두 고창증을 일으킬 수 있다. 증상이 심하면 7개월된 임신부처럼 보이고, 실제보다 더 뱃살이 나온 것처럼 보인다. 따라서 실제로 뱃속에서 어떤 일이 일어나고 있는지 알아보는 것이 좋다. 효모와 기생충이 모두 있는 것 같으면, 두 가지 검사를 함께 받아 본다. 자각할 만한 증상이 있으면 먼저 의사의 진단을 받아야 하고, 만일 진단 결과 이상이 없으면 다른 이유를 찾아보아야 한다.

검사 방법

효모와 기생충은 집에서 채취한 대변 샘플을 이용해 검사한다. 준비한 키트에 대변을 담아 실험실로 보내 검사를 해보면 칸디다 같은 효모나 기생충이 있는지 알 수 있다.

파트 9에서는 4가지 검사법을 언급했는데, 그중에서도 뱃살을 빼는 데 가장 중요한 검사는 부신 기능 스트레스 검사와 인슐린 저항성 검사다. 이들 검사는 살 빼는 문제와 직접적으로 연관이 있기 때문이다.

살을 빼려면 먼저 이 두 가지 검사부터 할 것을 권한다. 그래야 자신이 서 있는 출발점이 어디인지 알 수 있기 때문이다. 그리고 나서 3개월 동안 이 책에 쓰여 있는 대로 따라 해보자. 그러면 자신의 몸에 어떤 변화가 일어나는지 알게 될 것이다. 파트 4에서 말한 것처럼 생활습관을 바꾸고 식단 권고안을 따른다면, 항아리형 몸매를 만드는 것과는 전혀 상관이 없을 것 같은 다른 증세들이 개선되기 시작할 것이다. 만일 오랫동안 질질 끌어 온 만성적인 증상이 있다면 음식 알레르기와 효모, 기생충 검사를 할 필요가 있을지 모르지만, 아마 그렇지는 않을 것이다.

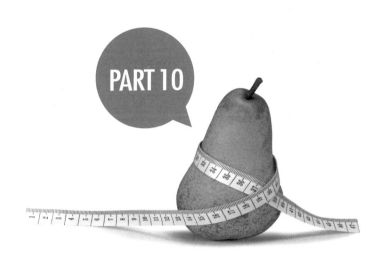

PART 10

뱃살 제로
3개월
실천 프로그램

뱃살 빼기 효과를 높이는
4가지 요소

    이 파트는 개인의 행동 계획을 '실행'하는 부분이다. 그리고 앞으로 3개월 동안 이 내용을 실행하는 데 전념해야 한다. 만약 이 파트부터 읽기 시작했다면 먼저 책의 다른 부분을 읽으라고 권하고 싶다. 그래야 지방이 뱃살에 왜, 어떻게 쌓이는지 이해할 수 있다. 일단 책을 읽기 시작했으면, 뭔가 이룰 수 있고 계획을 실천할 수 있다는 사실을 깨닫게 되기를 바란다.

    만일 여기서 소개한 프로그램을 완벽하게 실행한다면 놀라운 결과를 얻게 될 것이다. 따라서 정말로 준비가 되었을 때 시작하고, 시작했으면 최선을 다해야 한다. 올바른 음식을 사는 방법과 보충제, 운동, 생활습관, 섭생법 등에 익숙해지려면 처음에는 약간의 노력이 필요하다. 이는 마치 자동차를 운전하는 법을 배우는 것과 같다. 자동차를 운전하려면 처음에는 속도, 기어 변속, 방향, 미러 보기 등 생각할 것이 너무 많다. 하지만 어느새 완전히 익숙해져 생각하지 않고도 이 모든 분리된 기능을 수행하게 된다. 일단 생활화되면 노력할 필요도 없다. 게다가 단 3개월이다.

몸매가 아름다워지고 건강해지는 장기적인 혜택을 고려할 때 이 기간은 그리 길지 않다. 그러나 이 기간이 지나면 해이해지고 그동안 먹지 않았던 음식과 음료수를 다시 찾게 될 것이다(파트 11의 '유지 계획' 참조).

따라서 '뱃살 제로 다이어트'(그리고 '허리선 찾기') 계획이 정말로 효과를 거두려면 다음의 4가지 요소를 동시에 실천하는 것이 좋다.

- 영양
- 보충제
- 운동
- 생활습관

체중계를 버리고
줄자를 준비하라

먼저 저울을 버려야 한다. 근육은 지방보다 무게가 3배나 더 나가기 때문에 지방이 빠져도 저울로는 알 수 없다. 지방은 근육보다 부피가 5배나 크기 때문에 지방을 빼고 근육을 늘려야 비로소 아름다운 몸매로 바꿀 수 있다. 지방을 빼는 방법 가운데 눈으로 확인할 수 있는 가장 좋은 방법은 스스로 측정하는 것이다.

따라서 본격적인 행동에 들어가기 전에 먼저 줄자로 다음 부위를 측정하자.

A: 당신의 브래지어가 있는 가슴 바로 아래 밑 둘레
B: 배꼽 위 허리둘레
C: 뱃살이 있는 가장 굵은 허리둘레

아래 표에 측정한 수치를 4주마다 3개월간 기록한다.

개월 부위	1개월 날짜:	2개월 날짜:	3개월 날짜:
A			
B			
C			

만일 지방 비율 측정기(혹은 집 인근 체육관에 저울이 있다면)를 가지고 있다면 4주마다 지방 비율 칸을 추가할 수 있다.

건강한 식습관을 만드는 9단계 계획

여기서는 '먹는 법'에 대해 다룬다. 다이어트가 아닌 향후 3개월을 위한 새로운 건강 식습관에 대한 것이다. 적어도 80%는 먹는 계획에 치중하고, 나머지 20%는 좋은 생활습관에 할애해야 한다. 아무도 완전할 수 없다. 100% 좋은 것만 먹을 수는 없다. 따라서 너무 자학하거나 자책감을 느낄 필요는 없다. 더욱 나쁜 것은, 진부한 식습관을 가진 사람과 같은 반응을 보이는 것이다.

즉 '나는 이제 실패했어, 그러니 비스킷 한 상자를 전부 먹고 내일부터 다시 시작해야지'라고 해서는 안 된다. 비스킷 한 개를 먹었다고 해서 모든 것을 망치지는 않는다. 다만 가급적 권고에 따르려고 노력해야 한다. 그리고 휴일이나 파티 등으로 밖에서 식사할 때도 최선을 다해 권고안을 지켜야 한다.

계획 중에 영양 부분이 실효를 거두기 위해서는 여러 가지 전략이 필요하다. 나는 그것을 '정말 쉬운 9단계 식습관 계획'으로 부른다. 여기서는 계획을 실행하는 법과 언제 먹는지에 초점을 맞출 것이다.

언제 먹나

3시간마다 조금씩 먹는다. 그렇게 하면 몸은 '굶고 있다, 스트레스를 받고 있다' 같은 생각을 멈추고 코르티솔을 줄이며(그래서 더 이상 저장하지 않는다), 신진대사를 늘리고(음식은 널려 있으니 저장할 필요가 없다), 음식을 탐닉하거나 흥청망청 술을 마시지 않는다(혈당이 계속 높게 유지되기 때문에 혈당이 떨어지지 않는다).

정기적으로 먹으면 배고픔을 느끼지 않기 때문에 식욕을 통제할 수 있다. 그 결과 우리 몸은 지방을 태운다. 그리고 무엇보다 반가운 소식은 뱃살이 가장 먼저 빠진다는 사실이다.

뱃살을 빼기 위해서는 가능한 한 저녁 6시 이후에는 탄수화물을 먹지 말아야 한다. 즉, 저녁 6시 이후에는 쌀이나 감자, 파스타, 심지어 현미, 통밀 파스타도 안 된다.

무엇을 먹나

조금씩 자주 먹는 습관은 뱃살을 빼기 위해서 아주 중요한 습관이다. 세끼 식사를 기본으로 하되 식사시간과 식사시간 사이에 가벼운 먹거리를 먹는 것이 좋다. 그리고 뱃살을 빼고 건강한 식습관을 들이기 위해서 먹어야할 것과 먹지 말아야 할 것 리스트(246 참조)를 냉장고 문이나 식탁, 주방 등 눈에 잘 띄는 곳에 붙여두고 습관이 될 때까지 먹거리에 세심한 주의를 기울이는 노력이 필요하다.

실제로 어떤 음식이 뱃살 빼기에 도움이 되며 어떤 음식을 피해야 하는지 궁금할 것이다. 우리가 매일 먹는 세끼 식사에서 기본적으로 먹어야할 것과 먹지 말아야할 것이 무엇인지 알아보고 외식을 할때 주의해야할 식사법을 정리해보았다. 그리고 한 여성의 상담사례를 통해 뱃살을 빼기 위해 먹거리를 조절하는 뱃살 빼기 실제 클리닉과정을 소개할 것이다.

주요 먹기 전략

- 세끼를 먹되, 평소보다 적게 먹는다.
- 아침과 점심 사이, 점심과 저녁 사이에 스낵을 먹는다.
- 저녁 6시 이후에는 탄수화물을 먹지 않는다.

Tip : 만일 아침이나 밤(이 경우 심장이 요동쳐서 깨고 다시 잠들지 못한다)에 저혈당 상태에서 깬다면 밤사이 혈당 수치가 떨어졌을 가능성이 높다. 아울러 아드레날린도 많이 분비됐을 것이다. 낮 동안 혈당을 통제하는 방법을 완벽하게 익힐 때까지, 잠들기 한 시간 전에 귀리 비스킷 같은 열량이 적은 탄수화물 스낵을 한두 조각 먹으면 이 같은 저혈당 증상을 해소할 수 있다.

아침식사 _ 먹어야 할 것과 먹지 말아야 할 것

- **귀리 포리지**: 가능한 한 유기농 제품을 구해 물로 요리한다. 인스턴트 포리지는 좋지 않다. 요리를 빨리 할 수 있다는 것은 그만큼 혈액 속으로 빨리 흡수된다는 것을 의미하기 때문이다. 잘게 간 아마인(건강식품 전문점에서 사거나 집에서 직접 간다), 참깨나 해바라기씨, 호박씨 등 씨를 혼합한 것이나 갈거나 갈지 않은 아몬드를 뿌린다.

- 구운 훈제청어, 정어리, 청어, 고등어 필레에 구운 토마토와 버섯. 인공적으로 색깔을 낸 훈제청어는 피한다. 붉은색이나 오렌지색이 약하고 갈색이 많이 나는 것을 고른다.

- 무설탕 잼(당뇨병 환자용 잼이 아니면서 순수 과일을 사용한 것)을 곁들인 귀리 빵이나 순수 견과 버터(땅콩, 캐슈, 아몬드 버터 등). 팜유로 만든 견과 버터는 포화지방이므로 좋지 않다. 가장 좋은 것은 아무것도 넣지 않고 견과만 갈아서 만든 버터다.
- **요구르트** : 과일을 잘라 넣은 유기농 플레인 생요구르트 또는 갈아 만든 스무디, 견과나 씨를 넣은 스프링클.
- **뮤즐리(곡물과 견과, 건과 등을 섞어 우유와 함께 먹는 아침식사)** : 건강식품 전문점에 가면 설탕이 없는 뮤즐리를 구입할 수 있다. 밀이 들어 있지 않은 것이 좋다. 뮤즐리를 사과 주스와 오렌지 주스, 쌀·콩·귀리 밀크에 20분 정도 담근다. 정말로 포리지처럼 걸쭉하게 만들려면 밤새껏 담근다. 그러면 가공하지 않은 곡물에 들어 있는 피틴산(phytate)이 생긴다. 즉 음식에서 더 좋은 것을 얻을 수 있다. 만일 뮤즐리에 견과나 씨가 포함되어 있지 않으면 중요한 단백질을 첨가한다.

점심식사 _ 먹어야 할 것과 먹지 말아야 할 것

- 한 움큼의 단백질 식품을 점심으로 먹고 현미나 옥수수, 채소 파스타 같은 전분 탄수화물은 반 움큼을 넘기지 않는다. 손바닥만한 크기 한두 개 정도의 생채소나 조리한 채소를 먹는다.
- **수프** : 항상 단백질이 필요하므로 생선이나 콩 수프를 선택하고 호밀 빵이나 오트밀 케이크를 곁들인다. 홍당무와 캐슈를 넣은 수프도 괜찮다.

저녁식사 _ 먹어야 할 것과 먹지 말아야 할 것

- 뱃살을 뺄 때까지는 가급적 저녁에는 녹말 탄수화물은 피하는 게 좋다. 대신 한 움큼 정도의 단백질 식품과 손바닥만한 크기 두 개 정도의 생채소나 조리

한 채소 정도를 먹는다.

- 즐거운 식사가 되도록 채소를 수시로 바꿔 주고 요리법도 다양화한다. 단 찌거나 데치고 올리브오일에 단시간 볶는 조리법이 좋다. 허브나 향신료(마늘, 레몬 그래스, 생강, 타마리, 레몬, 미소, 심황, 계피 등)를 사용해 다양한 맛을 낸다.

외식시 주의 사항

- **이탈리아식** : 파스타와 피자는 피한다. 생선과 채소, 샐러드, 아보카도, 모차렐라 치즈 등이 포함된 음식을 선택한다.
- **인도식** : 밥과 난(밀가루로 만든 둥글고 평평하게 생긴 빵. 인도 북부 지방의 주식)은 피한다. 새우와 채소, 콩(이집트콩 같은) 등이 포함된 음식을 선택한다.
- **중국식** : 밥과 면, 튀김류는 피한다. 생선과 달걀, 채소 등이 포함된 음식을 선택한다.
- **태국식** : 밥과 면은 피한다. 생선과 채소, 두부 카레를 먹는다.

식단에 탄수화물 대신 채소와 샐러드를 넣고, 빵으로 식사를 시작하는 습관을 버린다. 만일 저녁 늦게 식사를 하는 경우에는, 원래 저녁식사를 했어야 하는 시간에 스낵을 먹는 적절치 못한 선택으로 혈당 수치를 올려놓아서는 안 된다. 만일 남의 집에서 식사를 하는 경우에는 채소와 샐러드를 더 많이 달라고 한다. 또 단백질을 먹고, 감자나 쌀은 먹지 말거나 조금만 먹는다.

디저트

처음 3개월 동안에는 저녁을 먹고 난 뒤 과일을 먹지 않도록 노력한다. 과일에는 과당이 많이 들어 있어 잠자리에 들기 전에 먹는 것은 피하는 것이 좋다. 만일 점심

식사 후, 특히 주말 점심식사 후에 디저트를 먹으려면, 유기농 플레인 생요구르트에 베리류나 다른 과일을 추가한다. 사과를 구워 먹는 것도 좋다. 씨를 발라낸 견과류나 씨 없는 건포도(술타나), 계피 등을 채워서 구우면 된다. 대안으로, 메밀 팬케이크에 베리류 믹서(메밀가루와 달걀, 우유가 들어 있지 않은 밀크)를 채운 뒤 먹는다.

3개월이 지나서 허리 사이즈가 줄어들었다면, 음식의 선택 폭을 좀 더 넓혀도 상관이 없다. 저녁식사를 할 때 현미 같은 탄수화물을 먹어도 된다. 이에 대해서는 파트 11을 참고한다. 원하는 몸무게를 건강하게 유지하는 데 도움이 될 것이다.

사례 연구

자신은 최선을 다하고 있다고 생각하지만 아직도 뱃살을 빼지 못하고 있는 한 여성의 생활습관을 살펴보자. 지방을 최소화하기 위해 식습관을 바꾸는 것이 얼마나 쉬운지 알려주겠다.

도와줘요, 뱃살이 많아요!

나는 날씬해지기 위해 병적으로 다이어트를 하고 운동을 했다. 내가 내 몸에 대해 만족한 것은 20대 중반뿐이었다. 그때는 엄청난 스트레스를 받고 흡연을 했으며, 연일 파티에 다니느라 매우 건강하지 못한 생활을 하고 있었다.

그렇지만 아이를 셋 낳고 난 뒤 내 몸매는 재앙이 되었다. 복근이 없어지더니 원상태로 회복되지 않았다. 다이어트와 운동을 해도 둘째 아이를 낳고 난 뒤 불어난

뱃살을 줄일 수가 없었다. 그리고 셋째 아이를 가졌을 때는 건강한 다이어트를 하면서 많이 걸었는데도 점점 더 살이 쪘다. 잘록한 허리선은 꿈도 꿀 수 없었다. 나는 10대에도 남성용 청바지를 입어야 했다. 허리가 두루뭉술하고 몸매가 드럼통 같았기 때문이다. 잘록한 허리선을 갖고 싶었다. 하지만 몸무게가 늘어나면 뱃살이 찌고, 몸무게가 줄면 가슴과 복근에서 빠졌다.

바뀐 건 없었다. 나는 이제 41살이다. 30대 후반에 아이들을 가졌는데, 그것도 어느 정도 이유가 되었을 것이다. 스트레스도 중요한 요소였다. 내가 직업을 갖고 일할 때는 정말 스트레스를 많이 받았다. 거의 3년 동안을 출퇴근하고 하루 종일 일과 씨름했다. 그때 받은 스트레스의 기억이 지금도 남아 있다.

그렇지만 지난 5년간은 프리랜서로 집에서 일을 했고 스트레스도 받지 않았다. 그렇다. 나는 아이가 셋 있고 파트타임으로 일을 하지만, 이 생활에 만족하고 잠도 잘 잔다.

지난 2년 동안 나는 과일과 채소, 통곡류 등을 먹는 건강한 다이어트를 열심히 했다. 운동도 열심히 했다. 항상 달리거나 체육관에 가거나 산악 자전거를 탔다.

좋은 날에는 수도승처럼 먹었다. 아이들이 먹다 남긴 식사를 긁어모아 나는 낭비를 참을 수 없다 먹는 것 외에는 저녁도 조금씩 먹었다. 최근에는 설탕을 먹지 않으려고 노력했다. 덕분에 야식을 먹는지도 모른다.

나는 인슐린 저항성이 있는 것 같다. 감기 같은 질병에 걸렸을 때, 설탕을 먹으면 몇 시간 뒤에 급격히 에너지가 떨어지는 것을 느낀다. 그리고 밀(고창증·헛배부름)과 우유(과다한 트림)에 과민 증상이 있는 것 같다.

상황은 이렇다. 다음은 이 여성이 고수하고 있는 식단이다. 각 사례별로 그녀가 어떻게 바꾸면 뱃살을 뺄 수 있는지 제안한다.

첫째 날

■ 그녀가 먹고 마신 것

오전 7시	기상
7시 30분	밀크 커피 한 잔
8시	우유에 콘플레이크를 넣고 그 위에 설탕 5g을 뿌림
11시	라떼
낮 12시 30분	치즈 바게트
3시	견과류와 건포도 1봉지
4시	라떼
6시	사과
8시	오겹삼겹살 1인분, 소주 반 병, 공기 밥 1그릇, 된장찌개, 수정과(후식)
10시	꿀물 한 잔
11시	취침

■ 그녀가 잘못한 것

첫째 날 먹고 마신 것 중에 첫 번째 문제는 카페인과 우유로 시작한 것이다. 전날 저녁을 효과적으로 굶은 뒤에 말이다. 이 때문에 몸이 즉시 자극을 받았다. 혈당이 올라가고, 코르티솔 호르몬이 분비된 것이다. 이 여성은 첫날부터 실패를 자초했다. 그녀의 몸이 받은 메시지는 음식을 에너지로 태우지 말고 지방으로 저장하라는 것이었다. 30분 뒤에 콘플레이크와 설탕이 대거 침투했다. 콘플레이크에는 수크로오스(설탕), 글루코오스(포도당) 등 다른 형태의 설탕이 많이 포함되어 있다. 게다가 5g

의 설탕도 넣었다. 점심때 먹은 치즈 바게트는 탄수화물이 너무 많다. 특히, 바게트는 흰 밀가루로 만든 것이다. 이것을 먹으면 곧바로 소화돼 인슐린이 늘어나게 된다. 이 여성은 음식을 많이 먹지 않는다. 그리고 초콜릿도 먹지 않는다. 하지만 그녀의 몸은 지방을 가급적 많이 저장하고 있다.

간식으로 먹은 건포도 한 봉지는(100g 당 274kcal)로 밥 한 끼와 같다.

저녁식사로 먹은 오겹삼겹살은 100g당 330kcal이므로 1인분을 150g으로 계산해도 약 500kcal가 되고 밥과 수정과까지 먹으면 1000kcal 가까이 된다. 한 끼 식사로 한 끼반 식사를 한 셈이다. 자기 전에 먹는 꿀물 한 잔은 150kcal 정도이며 당지수가 높기 때문에 바로 지방축적으로 직결된다.

**'뱃살 제로 다이어트' 첫째 날 식단 클리닉

오전 7시	기상
7시 30분	뜨거운 레몬 차(간 해독 작용을 한다)나 페퍼민트 차, 루이보스 차(처음 3개월 동안은 우유 대신 콩이나 쌀, 귀리 밀크를 넣는다)
8시	무설탕 뮤즐리(씨 포함)를 유기농 두유와 쌀, 귀리 밀크, 루이보스 차나 페퍼민트 차, 카밀레 차와 함께 마신다.
11시	원두커피에 거품이 있고 따뜻한 유기농 두유, 그리고 사과
오후 1시	귀리 빵으로 만든 참치 샐러드 샌드위치 또는 꽁보리밥 비빔밥을 먹는다. 단, 채소는 더 많이 달래서 넣고 밥은 3/4~2/3 공기만 넣는다. 고추장은 1/4쯤 덜어 낸다.
4시	원두커피나 허브 차, 견과류 한 움큼
6시	사과
7시	발아현미밥 2/3공기, 구운 꽁치 반 토막, 상추, 마늘, 된장, 미역무침, 시금치나물, 백김치
10시	우유를 넣지 않은 루이보스 차
11시	취침

■ 그녀가 먹고 마신 것

오전 7시 30분	기상
8시	늦어서 굶음
낮 12시	믹스커피 한 잔
오후 1시	칼국수 한 그릇과 밥 한 공기
2시	믹스커피 한 잔
4시	초콜릿 바 1개
5시	믹스커피 한 잔
5시 30분	단팥빵 1개
8시	회 1인분, 매운탕 1그릇, 밥 1공기, 새우튀김 3개, 오징어튀김 3개, 수정과 1공기
11시	취침

■ 그녀가 잘못한 것

그녀는 오늘도 역시 몸에 잘못된 메시지를 주면서 아침을 시작했다. 게다가 이번에는 그 영향이 더 강력했다. 아침식사를 굶은 것이다. 아침을 굶게 되면 점심때 과식을 하게 되고, 남는 칼로리가 지방으로 축적된다. 아침을 먹지 않으면 우리 몸은 스트레스 호르몬을 분비한다. 스트레스 호르몬은 지방을 축적시키고 폭식을 불러온다. 믹스커피 한 잔은 밥 반 공기와 같아서 하루 3잔은 밥 1공기 반과 같고 단팥빵 한 개는 밥 한 공기와 칼로리가 비슷하다. 저녁식사 때 먹은 새우튀김, 오징어튀김, 수정과는 칼로리가 높고 자는 동안에 지방으로 축적된다.

** '뱃살 제로 다이어트' 둘째 날 식단 클리닉

오전 7시 30분	기상
8시	우리밀 토스트에 삶은 계란 한 개, 저지방 우유 한 잔, 사과 반 개

8시 30분	원두커피
11시	토마토 1개
오후 1시	청국장(1/2), 새끼 조기 한 마리, 보리밥 한 공기 (청국장 정식)
2시	녹차 1잔
4시	자몽 1개
5시	루이보스 차 한 잔
7시	생선 한 토막, 현미 잡곡밥 2/3공기, 수육 50g, 풋고추, 채소 샐러드 50g(식초 드레싱), 다시마 무침
9시	녹차 한 잔
11시	취침

셋째 날

■ 그녀가 먹고 마신 것

오전 7시	기상
8시	계란 프라이, 버터바른 흰 토스트 2개, 우유에 달콤한 콘플레이크, 믹스커피
10시 30분	믹스커피 한 잔
11시 30분	믹스커피 한 잔
오후 1시	쟁반 자장면, 튀김만두 5개
1시 30분	믹스커피 한잔
5시	오렌지 주스 한 잔, 볼로네즈 스파게티 약간(아이가 남긴 것), 포테이토칩 6개
7시	돼지고기 김치찌개, 라면 1개, 밥 1공기
9시	맥주 3잔, 새우깡 1봉지
11시	취침

■ 그녀가 잘못한 것

오늘 그녀는 조금 일찍 일어나서 시간이 나 든든하게 아침을 먹었다. 그러나 안타깝게도 그녀가 선택한 음식들은 대부분 칼로리가 높은 음식이다. 계란 프라이는 삶은 계란보다 칼로리가 높고, 흰 빵은 당지수가 높아 흡수가 더 잘되며, 달콤한 콘플레이크와 믹스커피, 버터는 칼로리도 높지만 트랜스지방이 많다.

점심에 배부르게 먹은 쟁반 자장면과 튀김만두 5개는 거의 1,000kcal가 되기 때문에 하루 식사량의 반을 먹은 것과 같다. 간식으로 먹은 오렌지 주스 역시 좋은 선택이 아니다. 생과일로 먹는 오렌지가 당지수가 더 낮고 식이섬유가 더 많다. 김치찌개에 라면 1개 넣어 먹고 다시 밥 한 공기를 찌개 국물에 비벼 먹으면 역시 800kcal 정도 섭취한 셈이 된다. 짜게 먹어서 목이 타니까 밤에 시원한 맥주와 새우깡으로 목을 축였다. 자기 전에 먹었으므로 지방으로 축적되는 데 큰 도움을 준 셈이다.

*** '뱃살 제로 다이어트' 셋째 날 식단 클리닉*

오전 7시	기상
8시	호밀 빵 샌드위치(양배추 토마토, 저지방 치즈, 저지방 저염식의 슬라이스 햄), 저지방 우유, 딸기 3개
9시 30분	루이보스 차 한 잔
10시 30분	잣 20개
오후 1시	우동(국수는 2/3만 먹는다), 양파, 춘장
1시 30분	원두커피 한 잔
5시	오렌지 또는 자몽 1개
7시	토마토 스파게티(국수는 2/3만), 다이어트 콜라, 피클, 옥수수 콘(올리브기름 약간), 프라이한 두부에 타마리 소스(5분 정도 소요)나 달걀 스크램블, 간단한 샐러드
9시	루이보스 차 한 잔
11시	취침

먹어야 할 것 VS 먹지 말아야 할 것

이 페이지를 복사해 냉장고에 붙이자.

** 먹어야 할 것

- 식사 때마다 채소와 함께 단백질을 먹는다.

- 포화지방을 줄이고 불포화지방산(기름기 있는 생선, 견과류, 씨)으로 음식을 한다.

- 유제품을 먹으려면 유기농 플레인 요구르트를 먹고, 양과 염소 치즈를 적절히 먹는다.

- 생선과 달걀을 더 많이 먹는다 (삶거나 찐 것).

- 콩(렌즈콩, 강낭콩, 이집트콩 등등)과 유기농 유제품을 먹는다.

- 견과류, 씨, 아보카도를 더 많이 먹는다.

- 클로버, 강황(심황), 계피, 월계수 잎 같은 향료를 음식에 넣는다. 이 같은 향료는 인슐린에 긍정적인 작용을 하는 것으로 알려져 있다. 아침에 먹는 포리지에 계핏가루를 뿌리도록 노력한다.

** 먹지 말아야 할 것

- 감자와 고구마는 되도록 먹지 않는다(먹을 경우 삶거나 찐 것을 식사 대신 먹는다).

- 설탕과 꿀을 먹지 않는다.

- 칼로리가 있는 탄산음료를 마시지 않는다.

- 인공 감미료가 든 음식과 음료수를 마시지 않는다.

- 다이어트를 시작하고 3개월 동안은 바나나와 포도를 먹지 않는다.

- 아주 희석된 것이 아니라면 과일 주스를 마시지 않는다.

- 저지방, 저칼로리, '다이어트'라는 이름이 붙은 음식을 먹지 않는다.

- 알코올을 마시지 않는다. 아니면 적어도 최대한으로 줄인다. 맥주는 마시지 말고 포도주를 한 잔 정도 마신다.

256

✱✱ 줄이거나 바꿔야 할 것

● 차, 믹스커피, 콜라를 미네랄 물, 허브 차, 원두커피(건강식품 전문점에서 구입한 것)로 바꾼다.

● 붉은 고기, 닭고기, 유제품(우유, 크림, 치즈) 섭취를 줄인다.

● 가공 탄수화물(흰 밀가루, 흰 쌀, 파스타)을 완전 탄수화물(호밀, 귀리, 현미, 옥수수 파스타, 퀴노아)로 바꾼다.

● 마가린을 먹지 말고, 대신 유기농 버터를 먹는다.

쇼핑 목록

    여기서는 알맞은 음식을 선택할 수 있는 가이드를 제시한다. 반드시 지켜야하는 것은 아니다. 다만 계획을 실행에 옮기기 전에 쇼핑갈 때 다음 목록을 가지고 가면 몸에 이로운 음식을 다양하게 골라 살 수 있다. 이 가운데 어떤 것은 작은 슈퍼마켓에서는 살 수 없을지도 모르니 큰 슈퍼마켓이나 집 근처 건강식품 전문점(유기농 전문점)을 이용하는 편이 좋다.

견과류	브라질 호두, 아몬드, 캐슈, 피스타치오, 땅콩
씨	해바라기, 참깨, 아마인, 호박
콩	대두, 강낭콩, 아드키콩, 버터, 이집트콩(병아리콩) *볶은 콩을 사려면 무설탕이나 무감미료 제품을 구입할 것
생선	정어리·고등어·참치(깡통 참치는 오메가-3 지방산이 많이 함유되지 않음)·연어·황새치·청어(훈제청어 포함) 같은 등푸른 생선, 흰 살 생선(대구·해덕대구·가자미·밀러납서대), 어패류(콜레스테롤 수치가 높은 경우에는 섭취에 주의)
달걀	유기농 방목한 닭이 낳은 달걀
유제품	유기농 플레인 생요구르트, 희고 부드러운 치즈, 페타치즈(양이나 염소젖으로 만드는 흰색의 부드러운 그리스 치즈), 양과 염소 치즈. 쌀, 귀리, 유기농 두유 등을 유제품 대용으로 먹는다.
곡물	현미, 귀리, 호밀, 퀴노아, 메밀, 기장, 보리, 옥수수, 통밀

채소	브로콜리, 양배추, 셀러리, 꽃양배추, 싹양배추, 아스파라거스, 리크, 양파, 깍지콩, 호박, 오이, 토마토, 버섯, 주키니 호박, 래디시, 어린 양배추 잎, 스웨덴 순무 (swedes), 순무, 케일, 상추, 당근, 근대 뿌리 등. 냉동 채소도 무방하다.
과일	사과, 배, 블랙베리, 체리, 라즈베리, 블루베리, 플럼(서양자두), 복숭아, 오렌지, 키위, 클레멘타인(탕헤르 오렌지와 광귤의 잡종인 소형 오렌지), 사쓰마 귤, 멜론, 수박, 파인애플 등
해조류	건강식품 전문점에서 노리(바닷물 속 암석에 붙은 이끼 모양 해조류를 총칭하는 일본어. 특히 김 같은 홍조류의 바닷말−옮긴이 주) 가루를 구입한다. 노리는 미네랄이 풍부하고 쌀이나 채소에 뿌려 먹을 수 있다.
조리 음식	병이나 캔에 담긴 수프(가능하면 유기농 제품을 선택하고 설탕이나 인공 감미료가 들어 있는 것은 피한다. 슈퍼마켓이나 건강식품 전문점에서 판매하는 인스턴트 미소 수프는 점심용으로 좋다), 파스타 소스(무설탕), 후머스(이집트콩을 삶아 양념한 중동 음식으로 가능하면 유기농 구입), 두부, 훈제 두부, 아침 시리얼(감미료를 넣지 말고 설탕보다는 사과 주스로 단맛을 낸다), 무설탕(무감미료). 식품 저장고를 유기농 콩(강낭콩, 버터 등) 통조림으로 채워 둔다. 그래야 언제든지 단백질과 식이섬유가 첨가된 샐러드 또는 캐서롤(조리한 채 식탁에 내놓을 수 있는 서양식 찜) 요리나 프라이팬 요리를 만들 수 있다.
스낵	건강식품 전문점에 가면 설탕을 첨가하지 않은 과일 바와, 스낵류를 구입할 수 있다.
음료	페퍼민트, 카밀레, 루이보스와 같은 허브 차, 원두커피. 생과일 주스를 마시되, 다이어트 시작 후 3개월 동안은 아주 묽게 마신다. 탄산이 든 미네랄 물을 과일 주스에 넣으면 된다. 처음 3개월 동안은 과일 차는 마시지 말고, 성분표에 '향을 첨가한'이라는 말이 붙은 것도 마시지 않는 것이 좋다.

바람
피우는 날

　앞에서도 언급했듯이, 3개월간 '뱃살 제로 다이어트' 계획에 80% 정도의 노력만 기울여도 큰 효과를 얻을 수 있다. 하지만 우리는 인간이기 때문에, '바람피우는 날(cheat day)'을 두면 좀 더 쉽게 목표치에 이를 수 있다. 이날은 원하는 것을 원하는 만큼 먹고 마실 수 있다.

- 첫째 달 : 마지막 날 하루는 바람피우는 날
- 둘째 달 : 2주일에 하루는 바람피우는 날
- 셋째 달 : 1주일에 하루는 바람피우는 날

　바람피우는 날을 정하면 '탈선'에 대한 죄책감에서 벗어날 수 있다. 사람들은 하지 말라는 말을 들으면 더 하고 싶어 한다. 따라서 원하는 것은 무엇이든 먹어도 된다는 말을 들으면 더 이상 이성을 잃고 먹는 일은 없을 것이다.

보충제

　'뱃살 제로 다이어트' 계획에서 보충제는 없어서는 안 되는 요소다. 보충제(파트 5 참고)를 적절하게 섞어 먹는 것은 새로운 식이 계획의 장점을 높이고 식습관 변화의 효과를 극대화한다.

　이 집중 프로그램을 3개월 동안 시행한 다음에는 완전히 바뀐 몸 상태를 지속하기 위한 유지 프로그램으로 넘어갈 수 있다. 건강한 복부를 만들려면 약간의 비용이 들기는 하지만, 머리 자를 비용으로 건강해지고 기분이 좋아질 뿐 아니라, 미래의 건강까지 지킬 수 있다.

보충제 선택하기

　슈퍼마켓이나 건강식품 전문점에는 수없이 많은 보충제가 널려 있다. 이 가운데 어떤 제품을 골라야 할지 당혹스러울 것이다. 보충제를 사려면 제값을 하는 제품을 골라야 한다. 나는 환자들에게 형편이 되면 가장 품질이 좋은 것(대체로 가격이 제일 비싼 것)을 선택하라고 권한다.

보충제는 최대한 흡수되는 양질의 제품을 사야 한다. 캡슐(가능하면 동물성 젤라틴 대신 식물성을 사용한 것) 형태가 정제보다 낫다. 왜냐하면 캡슐은 필수 영양소로 채워져 있는 데 반해, 정제는 여러 가지 충전재와 결합제, 고형분 공급원(bulking agent) 등이 포함되어 있을 수 있기 때문이다.

칼슘 같은 미네랄 보충제는 구연산이나 아스코르브산염(ascobate), 폴리니코티네이트(polynicotinate) 형태라야 몸에 쉽게 흡수될 수 있다. 염화물과 황산염, 탄산염, 산화물은 소화가 잘 되지 않기 때문에 피해야 한다. 이런 형태의 미네랄 보충제는 몸에서 흡수되지 않고 배출될 수도 있다.

아미노산을 선택할 때는 L- 형태인지 D-형태인지 눈여겨보아야 한다. 예를 들어 L-아르기닌인지 D-아르기닌인지 확인해야 한다. L-형태는 자연에서 추출한 것이고 D-형태는 합성한 것이다. 따라서 음식 속에 들어 있는 것과 비슷한 L-형태를 고르는 것이 바람직하다. 아미노산은 항상 공복에 복용해야 한다.

보충제 프로그램

이 프로그램의 목적은 혈당의 균형을 잡고, 생활 속에서 받은 스트레스를 살펴봄으로써 높아진 스트레스 호르몬 수치를 조절하는 데 있다. 3개월 동안 보충제를 복용하면 우리 몸은 스트레스 호르몬을 좀 더 효과적으로 조절할 수 있게 된다.

필수 보충제

크롬	200mcg
아연	15mg
비타민E	300IU
망간	5mg
마그네슘	300mg
비타민B$_1$	25mg
비타민B$_2$	25mg
비타민B$_3$	25mg
비타민B$_{12}$	25mcg
비오틴	35mcg
엽산	200mcg
비타민B$_5$	50mg
비타민B$_6$ (피리독살−5−포스페이트)	25mg
가시오갈피	100mg
코엔자임Q$_{10}$	25mg
알파리포산	100mg
녹차 추출물	50mg

아미노산

N−아세틸 시스테인	500mg
L−카르니틴	200mg
L−티로신	200mg

L-아르기닌	200mg
L-글루타민	200mg
이소류신	100mg
류신	100mg
발린	100mg

매일 먹어야 하는 보충제 목록이 이렇게 많은가 싶어 놀랐을 것이다. 좋은 보충제를 찾아서 먹는 것이 쉬운 일이 아니라는 사실도 알게 되었을 것이다. 좋은 보충제를 쉽게 선택하기 위해 '더 내추럴 헬스 프랙티스(The Natural Health Practice)'에 특별 보충제 두 가지를 보여 달라고 요청했다. 첫째는 '루즈 유어 벨리(Lose your Belly)' 뉴트리 플러스(Nutri Plus)로, 모든 비타민과 미네랄을 포함해 위에 언급한 각종 영양소들을 적절하게 포함하고 있다. 둘째는 '루즈 유어 벨리' 아미노 플러스(Amino Plus)로, 위에서 언급한 모든 아미노산을 적절하게 포함하고 있다.

이들 보충제는 'www.naturalhealthpractice.com'이나 건강식품 전문점에서 구할 수 있다.

뉴트리와 아미노는 바이오플라보노이드를 함유한 비타민C(아스코르브산염 형태, 1,000mg)와 오메가-3 생선 기름(1,000mg)과 함께 먹어야 한다.

그리고 만일 당신의 스트레스 수치가 아주 높으면 바위돌꽃(홍경천, 250mg)을 추가하는 것이 좋다.

운동

    뱃살을 빼기 위한 가장 효과적인 운동법은 유산소 운동과 무산소 운동(웨이트 트레이닝)을 병행하는 것이다. 그래야 가장 빠른 시간 내에 최상의 결과를 얻을 수 있다.

바람직한 유산소 운동법

    1주일에 4일간 30분씩 유산소 운동을 하되, 즐겁게 할 수 있는 것을 찾는다. 대표적인 유산소 운동으로는 속보와 댄스, 수영, 조깅, 운동 교실 등이 있다. 목표는 약간 숨이 차게 하는 것으로, 대화를 할 수 없을 정도로 하는 것은 금물이다. 운동을 하면서 말을 할 수 있다면 그것은 여전히 산소를 잘 공급받고 있으며, 지방을 충분

잠깐!

만일 오랫동안 운동을 하지 않았다면, 운동 프로그램을 시작 하기 전에 의사와 상담한다.

히 태우고 있다는 뜻이다.

유산소 운동으로 최상의 효과를 얻기 위해서는 전문가들이 일명 '인터벌 트레이닝(interval training)'이라고 하는 방법으로 운동의 강도를 바꿔가면서 해야 한다. 예컨대 밖에 나가서 속보를 하는 경우, 두 나무와 두 가로등 사이의 한 점을 찍어 그곳까지 정말로 빨리 뛴 다음 다시 천천히 걷는다. 조금씩 강도를 높이면서 이것을 반복한다. 러닝머신 위에서 뛰는 경우에는 운동 강도를 바꾸는 인터벌 트레이닝 프로그램을 선택하든지, 아니면 속도와 각도를 바꾸어 가면서 간격을 두고 숨 가쁘게 운동을 한다. 그러고 나서 다시 처음으로 돌아가서 다시 더 빨리 뛰기 전에 몸을 회복한다.

러닝머신을 시작할 때는 자신의 체력에 맞게 하는 것이 중요하다.

- 시속 6km로 걷기를 시작한다. 혹은 자신에게 편안한 수준에서 시작한다.
- 1분 뒤에 속도를 시속 6.5km로 높인다.
- 1분 뒤에 속도를 시속 7km로 높인다.
- 1분 뒤에 속도를 시속 7.5km로 높인다.
- 1분 뒤에 속도를 시속 8km로 높인다.
- 1분 뒤에 속도를 시속 8.5km로 높인다.
- 1분 뒤에(지금까지 운동 시간 총 5분) 시속 6km로 돌아간다.
- 1분 뒤에 다시 시속 6.5km로 높인다. 이 같은 방법으로 계속한다.

이와 같은 방법으로 20~30분간 계속 운동을 해야 한다.

속도와 시간 간격을 바꾸면 '긴장을 유지'하는 것에 익숙해질 테고, 그러면 몸은 지방을 태우는 모드로 돌입할 것이다. 이런 방법은 운동을 좀 더 도전적이고 재미있게 하는 데도 도움을 줄 것이다.

바람직한 무산소 운동법

주 4회 30분씩 유산소 운동을 하는 것 외에도 주 2~3회 30분씩 무산소 운동(웨이트 트레이닝)을 해야 한다. 시간상으로 보면 많이 하는 것처럼 보이지만, 두 가지 종류의 운동을 30분씩 한 시간 내에 적절히 병행할 수 있다. 만일 이런 방식으로 1주일에 3번만 잘 해낸다면, 주말에는 30분간 걷는 정도의 시간만 내면 된다.

웨이트 트레이닝을 하는 경우에는 근육이 스스로 회복하고 복구할 시간을 주는 것이 중요하다. 반드시 기억해야 할 것은, 우리 몸은 쉴 때 근육을 만든다는 사실이다. 따라서 몸의 일부를 정말로 열심히 단련했으면 그 부분은 적어도 4일은 쉬게 해야 한다. 가장 좋은 방법은 한 번은 상체에 집중하고, 그 다음 번에는 하체에 집중하는 것이다. 그래야 각 근육 부위가 회복할 시간을 가질 수 있다.

유산소 운동을 하기 전에 웨이트 트레이닝을 열심히 하면 근육을 소진하지 않고 적절하게 웨이트 트레이닝을 할 수 있는 힘이 생긴다. 운동하기 좋은 시간은 새벽이다. 이때 운동을 해야 몸이 지방을 잘 태우기 때문이다. 운동(유산소 운동이건 웨이트 트레이닝이건)한 다음에는 30분 내에 단백질(견과류나 참치 샐러드)을 섭취해야 한다. 단백질은 운동하면서 쓴 근육에 영양을 공급하고 근육을 회복할 수 있도록 돕는다.

집에서 가볍게 할 수 있는 웨이트 트레이닝

시중에 나가 보면 정말로 좋은 운동 비디오테이프가 많이 나와 있다. 다만 유명 강사보다는 피트니스 전문가가 제작한 것을 구입하는 것이 좋다. 이런 비디오테이프는 무게가 나가는 아령이나 신축성 있는 고무 밴드로 운동할 수 있도록 도와준다. 아령 등은 그리 비싸지 않고 스포츠용품점에서 쉽게 구입할 수 있다.

이 책에서는 집에서 물병이나 쌀주머니로 할 수 있는 웨이트 트레이닝을 소개한다.

아령으로 운동할 때는 요령이 중요하다. 만일 제대로 하지 못하면 시간과 노력만 낭비하고 부상을 당할 수도 있다. 제대로 하고 있는지 알아보기 위해 거울 앞에서 운동을 하는 것도 도움이 된다.

아령으로 운동을 시작할 때에는, 가벼운 것으로 시작해 천천히 무게를 늘려 나가야 한다. 목표는 아령을 한 번에 12번 들고(렙) 이를 3번 이상 반복(세트)하는 것이다. 렙을 8~10번씩 3세트 정도 할 수 있으면 적절한 무게의 아령으로 운동한다고 볼 수 있다. 렙을 12번 이상 할 수 있다면 너무 가벼운 아령을 쓰는 것이다. 세트 사이에는 1분간 쉬는 것이 좋다. 3세트가 쉬워지면 근육이 늘었다는 증거이니 더 무거운 아령으로 바꾸거나 운동량을 늘린다.

앉아서 머리 위로 들어 올리기

● **효과 부위** : 어깨와 팔

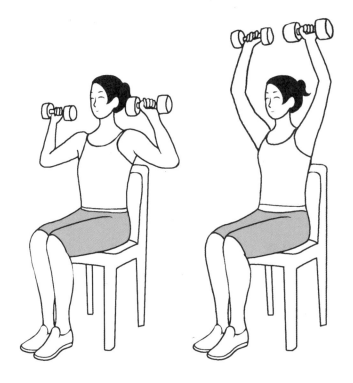

1 의자에 발을 모으고 앉는다. 양손에 아령을 들고 귀 높이로 올린다. 팔꿈치는 밖으로, 손바닥은 앞쪽으로 향하게 한다.

2 아령을 머리 위쪽으로 천천히 들어 올린다. 팔을 쭉 뻗었다가 천천히 원위치로 내린다.

* **안전 수칙** 등을 의자 뒤에 기대면 안 된다. 턱은 꼿꼿이 세우고 어깨는 수평을 유지하며 가슴은 앞으로 내민다.

삼두근 반동

● **효과 부위** : 위팔 뒷부분

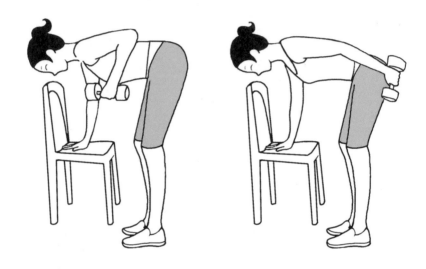

1 의자에서 팔 길이만큼 떨어져 선 다음 발을 어깨 넓이로 벌린다. 오른쪽 손바닥을 의자 위에 올려놓고 약간 무릎을 구부린다. 등은 수평을 유지한다. 이 상태에서 아령을 든 왼쪽 팔꿈치를 위로 들어 올린다. 위팔(상박)은 수평을 유지한다.팔(상박)은 수평을 유지한다.

2 위팔을 움직이지 않은 채 아령을 쥔 왼쪽 팔을 엉덩이까지 펴면서 수평이 되게 들어 올린다. 그 상태에서 잠시 멈춘 다음 천천히 아령을 처음 자리로 내려놓는다. 이 동작을 12번 반복한 뒤 다른 팔로 바꾼다.

* 안전 수칙 등을 굽히지 말고 수평을 유지하도록 한다. 한쪽 어깨가 다른 쪽 어깨보다 더 높아지지 않도록 한다.

이두근 교차 굽히기

● **효과 부위** : 팔과 어깨

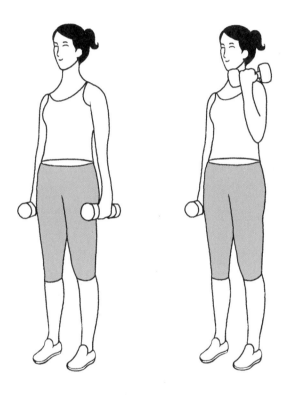

1 발을 어깨넓이로 벌린 채 선다. 양손에 아령을 쥐고 손바닥은 안쪽으로 향하게 한다

2 위팔을 옆구리에 붙인 채 왼쪽 팔꿈치를 굽히면서 아령을 어깨 위로 들어 올린다. 아령을 어깨 위로 올렸으면 손바닥이 안쪽으로 오도록 돌린다. 이 상태에서 잠시 멈춘 다음 천천히 내린다. 오른팔 운동을 여러 번 반복한 뒤 왼팔로 바꾼다.

＊안전 수칙 등을 쭉 펴고 굽히지 않는다. 운동하는 동안 팔꿈치를 옆구리에 붙인다. 옆구리가 앞뒤로 움직이지 않도록 한다.

벤치 내리누르기

● **효과 부위** : 가슴, 어깨, 팔 뒷부분

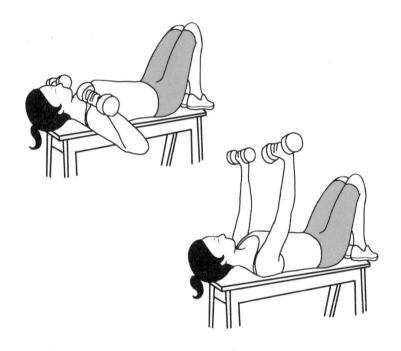

1 무릎을 굽힌 채 벤치에 등을 대고 눕는다. 양손으로 아령을 잡고 가슴 위에 올려놓는다. 손바닥은 발쪽으로, 팔꿈치는 바깥쪽으로 향하게 잡는다.

2 아령을 든 손을 쇄골 위로 쭉 편 다음 천천히 처음 있던 자리로 내린다. 아령을 벤치 아래로 내릴 때 가슴 근육이 쭉 펴지는 느낌이 들도록 한다.

＊안전 수칙   운동하는 동안 머리를 벤치에서 떼면 안 된다. 아령이 머리나 얼굴 위로 오지 않도록 하고, 아령은 부드럽게 들어 올린다.

272

한 팔 노 젓기

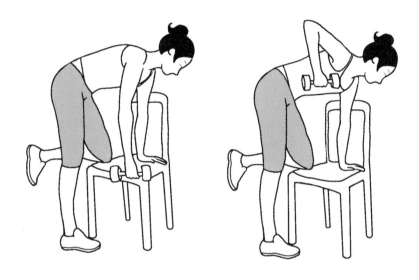

1 의자 옆에 서서 왼쪽 무릎을 의자 위에 올려놓는다. 몸을 숙여 왼쪽 손바닥으로 의자를 짚는다. 등은 수평이 되게 한다. 아령을 잡은 오른손을 아래쪽으로 쭉 편다. 이때 손바닥은 안쪽을 향하도록 하고 엄지손가락은 앞쪽을 향하도록 한다.

2 위팔을 들어 올려 아령이 몸통과 거의 수평을 이루도록 한다. 이 상태에서 잠시 멈춘 뒤 아령을 쥔 오른손을 천천히 원래 위치로 내린다. 오른팔 반복 동작을 마친 뒤 왼팔도 마찬가지로 한다.

＊안전 수칙　운동하는 팔 외에는 몸을 움직이지 않는다. 등을 수평으로 유지한 채 굽히거나 웅크리지 않는다.

소 뒷발 들기

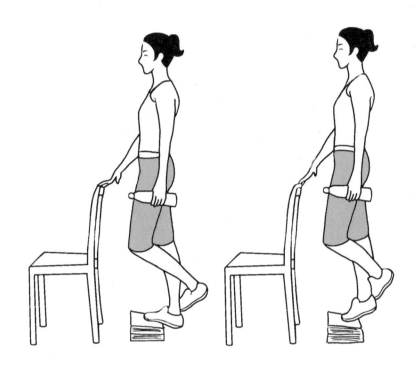

● 효과 부위 : 종아리

1 오른손을 의자 위에 대고 균형을 잡은 뒤 왼손으로 아령을 잡는다. 이때 손바닥은 안쪽을 향하게 한다. 큰 책을 몇 권 놓고 오른발 앞부분만 그 위에 올려놓고 선다. 왼발을 들어 오른발 종아리 뒤에 걸고 가능한 한 오른발 뒤꿈치를 아래로 쭉 내려 종아리 아랫부분이 당기는 느낌이 들도록 한다.

2 오른발 발끝에 몸무게 중심을 두어 종아리 근육을 사용한다. 이 자세로 멈췄다가 천천히 원래 위치로 되돌아간다. 목표로 했던 만큼 반복하고 다리와 손을 바꾸어 같은 동작을 반복한다.

＊안전 수칙 　발 중심에 몸무게를 둔다. 똑바로 서서 몸을 앞으로 기울이지 않는다.

교차 찌르기

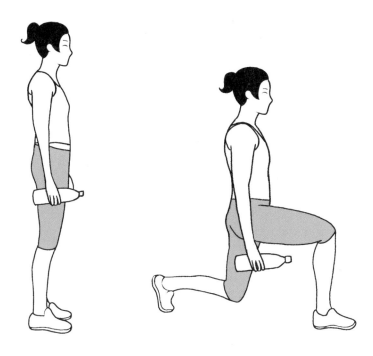

1 어깨 넓이로 다리를 벌린 채 양손에 아령을 잡는다.

2 오른발을 앞으로 내밀면서 넓적다리가 수평이 되도록 무릎을 굽힌다. 왼발은 몸 뒤쪽으로 쭉 펴고 무릎이 바닥에 닿지 않도록 한다. 이 자세로 잠깐 멈춘 다음 오른발을 원래 위치로 옮긴다. 같은 동작으로 왼발도 반복한다.

＊안전수칙 앞쪽 무릎을 발 위로 펴면 안 된다. 그럴 경우 무릎을 너무 긴장하게 만들어 부상을 입을 수 있다.

책 올리고 다리 펴기

● **효과 부위** : 넓적다리

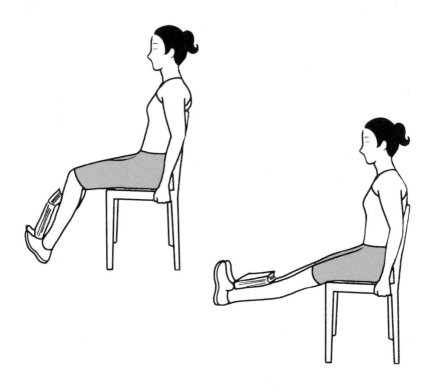

1 다리를 조금 벌리고 의자나 벤치에 앉는다. 큰 책(예를 들어 전화번호부)을 정강이 위에 놓고 발끝을 위로 향하게 해 책이 떨어지지 않도록 한다. 이때 발이 의자 아래에서 흔들리지 않도록 한다.

2 다리가 쪽 펴질 때까지 들어 올린 다음 대퇴사두근을 굽혀 천천히 바닥으로 내려놓는다. 이때 발뒤꿈치가 바닥에 닿지 않도록 한다. 계속 긴장하면서 바닥에 닿지 않을 정도까지 내린다.

*안전 수칙 운동하는 동안 등을 똑바로 한다.

투명 의자

● **효과 부위** : 넓적다리와 엉덩이

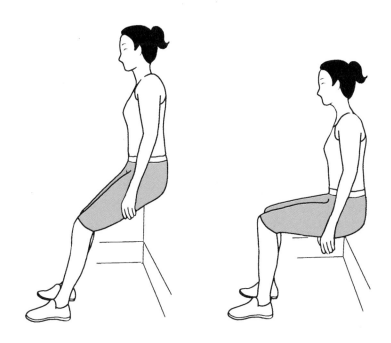

1 무릎을 약간 굽히고 등을 벽에 기대어 선다. 발은 어깨 넓이보다 좀 더 넓게 벌린다.

2 넓적다리가 수평이 될 때까지 몸을 낮춘다. 가능한 한 오랫동안 이 자세를 유지한다.

＊**안전 수칙** 무릎이 발끝 위에 올 정도로 굽히면 안 된다. 그러면 무릎 관절에 무리가 갈 수 있다.

엉덩이 들어 올리기

● **효과 부위:** 엉덩이

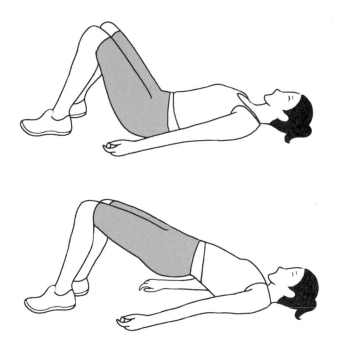

1 　무릎을 굽히고 다리는 어깨 넓이 정도로 벌린 후 매트 위에 등을 대고 눕는다.

2 　숨을 내쉬면서 엉덩이를 들어 올린다. 엉덩이와 넓적다리, 상체가 일직선이 되도록 한다. 엉덩이를
　든 상태로 1분 동안 멈춘다. 숨을 들이쉬면서 원래 위치로 엉덩이를 내린다.

여기에 소개한 운동은 즉시 할 수 있도록 고안된 것이다. 이와 비슷한 몸 동작이나 체육관에 있는 기구로
할 수있는 운동에는 여러 가지가 있다. 노 젓기 운동 기구는 하체나 상체 운동을 동시에 할 수 있다. 하지만
기술을 제대로 익히지 못하면 등에 무리를 줄 수도 있으므로 기구를 다루는 기술을 배워야 한다.

생활습관

　행동 계획 가운데 스트레스를 해소하는 파트이다. 어떤 사람에게는 가장 쉬운 일이 될 수도 있고, 어떤 사람에게는 가장 어려운 일이 될 수도 있다. 하지만 정말로 뱃살을 줄이고 건강하게 살고 싶으면 영양과 보충제, 운동만큼 스트레스를 해소하는 것도 중요하다.

　파트 7에서 설명했듯이, 뱃살을 줄이려면 스트레스 호르몬, 특히 코르티솔 호르몬 수치를 줄여야 한다. 그러기 위해서는 생활하면서 받는 스트레스를 꼼꼼히 살펴보고, 통제할 수 있는 것과 없는 것을 파악해야 한다. 근본적으로 바꿀 수 있는 것에는 어떤 것들이 있는지 생각해 봐야 한다. 목표와 기대치, 효율적인 시간 관리 등을 따져봐야 할 것이다. 이 파트의 계획을 제대로 실행해 효과가 나타나도록 하는 것이 매우 중요하다.

빨리 긴장을 푸는 1분 호흡법

시간이 촉박하고 긴장해서 마음이 급할 때는 여기서 소개하는 빨리 긴장을 푸는 호흡법을 이용해 보자. 1분밖에 걸리지 않고, 그럴 만한 가치도 충분하다. 설령 1분도 낼 수 없다 하더라도 반드시 시간을 쪼개서 해야 한다. 일단 한번 해보면 자연적으로 시간이 늘어나는 것을 느끼게 될 것이다.

- 조용한 장소를 찾아 발을 바닥에 닿게 하고 편안한 의자에 똑바로 앉는다.
- 눈을 감는다.
- 오른손을 배꼽 위에 가볍게 갖다 대고, 왼손을 그 위에 포갠다.
- 숨을 깊게 쉬면서 스스로에게 자신의 이름을 먼저 말하고 다음과 같은 말을 반복한다. "샐리, 1분만 지나면 30분간 쉰 것 같은 기분을 느낄 거야. 그래, 샐리, 이렇게 긴장을 풀면 30분간 쉰 효과가 나타날 거야."
- 천천히 길게 숨을 쉰다. 그리고 시계의 시침이 느려져 거의 멈춘다고 상상한다.
- 스스로에게 "샐리, 마음이 평화로워"라고 말한다.
- 따뜻하고, 부드럽고, 좋은 향기가 나는 탕 속에 있다고 상상한다. 근육의 모든 긴장을 풀어 주는 따뜻한 물을 느낀다.
- 숨을 들이쉬면서 "나는 할 수 있어"라고 말한다.
- 숨을 내쉬면서 "가자"라고 말한다.
- 숨을 들이쉬면서 "나는"이라고 말한다.
- 숨을 내쉬면서 "긴장이 풀어졌어"라고 말한다.
- 시계의 시침이 정상 속도로 되돌아온다고 상상한다.
- 눈을 뜨고 한 번 크게 기지개를 켠다.

유지하기

　식습관을 바꾸고, 보충제를 먹고, 운동하고, 생활 스트레스를 줄이는 등의 노력이 첫 몇 주간은 쉽지 않을 것이다. 네 가지 중점 계획은 중요한 약속이고 의미 있는 생활의 변화를 가져온다. 인내심을 발휘하자. 초콜릿 바나 포도주를 거부할 수 없을 때, 스트레스가 온 몸을 휘감고 있다는 느낌을 받을 때, 비가 억수같이 쏟아지는 가운데 걸어야 하는 것이 관장(灌腸)하는 것만큼이나 싫을 때가 있을 것이다. 그렇지만 중도에 포기하지 말고 계속해야 한다.

　설탕과 각성제 없이 며칠씩 지내다 보면 머리가 아프고 감기나 독감에 걸린 것처럼 느껴질지 모르겠다. 콧물이 흐르고 다리가 아플지도 모른다. 이것은 아주 좋은 징조다. 몸이 해독을 하고 있다는 뜻이기 때문이다. 몸이 잠시 동안 중지했던 독소 및 폐기물 제거 작업을 하는 것이다. 첫 며칠은 훨씬 더 건강해진 것처럼 느껴지기 시작할 것이다. 햇볕이 내리쬐는 날에 가볍게 조깅하는 것이 캔에 든 카페라떼를 마시는 것보다 훨씬 더 자존감을 높여 줄 것이다. 한 달도 되지 않아 상당한 변화를 느끼게 된다. 먼저 뱃살 바깥쪽 지방이 사라지고, 그 다음에 안쪽 부위의 지방이 없어질 것이다. 마지막으로 등 쪽의 지방이 줄어들 것이다. 살이 빠졌다는 것을 느끼기도 전에 당신이 입는 옷이 헐거워지고, 친구들이 살이 빠진 것 같다는 말을 할 것이다.

그러다 어느 시점에 이르면 완전히 모든 것이 정체된 듯 느껴질지도 모른다. 처음에만 조금 살이 빠지다가 계속 그 상태인 것처럼 보일지 모른다. 그 위기의 시간을 인내해야 한다. 그러면 다시 변화가 일어나기 시작한다. 우리가 의식을 하지 못해서 그렇지, 보통 때 움직이는 것도 모두 운동이 될 수 있다. 우리 몸은 뱃살을 빼라는 메시지를 받아서 계속 지켜 나간다. 자신을 격려하는 좀 더 특별한 메시지가 필요하다면, 변한 나의 '날씬한 몸매' 사진을 만들어 보는 것도 도움이 된다. 뱃살이 빠졌을 때의 멋진 모습을 그려 보면 동기 부여가 될 것이다.

이 프로그램은 겨우 3개월짜리다. 다이어트 프로그램처럼 평생 동안 해야 하는 '종신형'이 아니다. 일단 목표를 달성하기만 하면 변화를 유지하려고 애쓸 것은 불 보듯 뻔하다. 과학자들은 습관을 깨는 데는 10일 정도가 필요하다고 말한다. 이렇게 3개월이 지나면 변화는 생활의 일부가 될 것이고 평생 동안 그 습관을 몸에 지니게 될 것이다.

3개월이 다 되어 갈 즈음, 몸매를 측정하고 기록해 멋지게 변한 모습으로 스스로에게 상을 주자. 예전 모습으로 되돌아가지 않기 위해, 늘씬하고 가느다란 몸매를 유지하는 데 걸림돌이 되는 나쁜 습관에 대해서도 살펴본다.

운동 중독자에 대한 충고

이 프로그램의 목적은 운동을 생활의 일부가 되도록 하려는 것이지, 피트니스 광으로 바꾸려는 것은 아니다. 운동을 해야 한다고 생각하지 말고 매일 하는 하찮은 움직임을 늘린다고 생각해야 한다.

오랫동안 운동을 하지 않았다면 5~10분 정도는 아주 천천히 운동을 시작해서 점차 강도를 높이는 것이 좋다.

- 운동하기 전에 최소한 5분 정도는 준비 운동을 한다.
- 운동하기 전에는 스트레칭으로 마음을 안정시킨다.
- 자신의 생활방식에 맞는 운동 방법을 정한다. 예를 들어 집에서 음악에 맞춰 춤을 추는 것도 좋다 (새 CD나 댄스 비디오테이프를 구입한다).
- 작은 트램펄린을 산다. 생각보다 운동이 된다.
- 줄넘기를 산다. 줄넘기는 심장 박동에 가장 좋은 운동이다. 단 체중이 너무 많이 나가거나 관절염, 허리 디스크 이상이 있는 사람은 삼가는 것이 좋다
- 친구나 이웃에게 집에 사용하지 않는 운동용 자전거나 러닝머신, 노 젓기 기계가 창고에 있는지 물어본다. 많은 사람들이 짐만 되는 비싼 운동 기구들을 처리할 수 있게 되어 기뻐할 것이다.
- 저녁에 운동하려면 일이 끝난 뒤에 곧바로 하는 것이 좋다. 따뜻한 집에 돌아와 TV를 시청하다 보면 무쇠 같은 의지의 소유자도 무너지게 마련이다.
- 활동량을 늘리는 데 몰두해야 한다. 엘리베이터나 에스컬레이터를 타는 것보다 계단으로 걸어 올라가고, 목적지에서 가급적 멀리 주차하거나, 버스에 타기 전에 한 코스를 걸어가는 것도 하나의 방법이다.
- 걷기 모임에 가입하는 것도 좋다. 그러면 걷는 것도 사회활동이 된다.
- 주말에 가족과 함께 걷기와 자전거 타기를 계획한다.
- 친구나 이웃집 개를 정기적으로 빌려 산책을 시키는 것도 한 방법이다.
- 집 근처 수영장에서 수영 교습을 받는다.
- 학교를 마친 아이들을 놀이터로 데려가 함께 공을 찬다. 30분 정도 놀아 주면 아이들이 행복해 할 뿐만 아니라 1주일 계획표에서 유산소 운동 시간을 빼도 된다.
- 자동차 여행을 계획하고 있다면 조금 일찍 떠나 거기서 좀 걷는다. 아니면 자전거 여행도 괜찮다. 운동을 하면 기분도 상쾌해지니, 일석이조인 셈이다.
- 일하다가 적당한 시간에 점심시간을 가진다. 30분 정도 걷고 나서 천천히 점심을 먹는 것이 좋다.

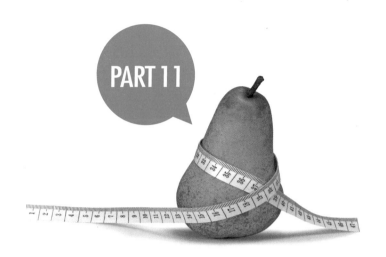

PART 11

날씬하고
건강한 몸매
평생
유지하기

날씬한 몸매를 지켜주는
음식과 음료수

자, 이제는 날씬한 몸매를 유지하고 예전으로 다시 돌아가지 않는 방법에 대해 알아보자.

먼저 설탕과 가공 탄수화물을 먹고 싶은 욕구를 눌러야 한다. 가급적 규칙을 지키고(80%), 약간의 예외(20%)만 허용하자. 때때로 생일 축하 케이크나 특별 이벤트의 디저트 등은 괜찮지만, 그런 일들이 매일 매일 식사 때마다 일상화되어서는 안된다.

이제 탄수화물을 저녁 메뉴에 올려도 괜찮다. 좋아하면 현미나 고구마, 파스타를 먹어도 된다. 하지만 식사의 균형을 잡기 위해 단백질(식물성이든 동물성이든)을 함께 먹는 것이 좋다. 정말 대부분의 시간(80%)에 피해야 할 두 가지 음식은 설탕(어떤 형태든)과 가공 탄수화물이다.

지난 3개월 동안 식사를 통해 맛본 달콤함은 과일이나 채소—서양방풍나무(파스닙)와 당근 같은 채소는 매우 단맛이 난다—로만 만족해야 했다. 내 병원을 찾은 한 여성은 자신의 식단에서 설탕을 제거한 뒤 파티에 가서 초콜릿 케이크를 한 조각 먹었다가 거기에 설탕이 어마어마하게 많이 들어 있다는 사실을 깨달았다고 했다. 그녀의 입맛이 과일이나 채소에 자연적으로 들어 있는 단맛에 적응된 것이다.

식단에 단맛을 첨가하는 데 가장 좋은 자연 감미료는 메이플 시럽(메이플 맛 시럽이 아니라)과 맥아당 시럽이다. 이제 포도와 말린 과일, 바나나는 첨가해도 된다. 바나나와 대추는 케이크와 디저트에 단맛을 가미하는 데 쓸 수 있다. 물론 메이플 시럽을 아침에 먹는 포리지에 넣어도 된다. 설탕이 전혀 들어 있지 않은 맛있는 디저트도 만들 수 있다.

이제 커피나 블랙 티 한 잔 정도는 괜찮다. 단, 커피나 블랙 티를 마실 때는 어떤 기분이 드는지 판단해야 한다. 만일 커피를 마셨을 때 마치 벽을 타고 올라가는 것처럼 느껴진다면 당신의 몸에 커피가 좋지 않은 것이 확실하다. 그럴 때는 차나 허브 차를 마시는 편이 낫다. 좋아하면 녹차를 마셔도 좋다. 녹차에는 카페인이 들어 있지만 상당한 양의 항산화 물질도 함유하고 있다.

조금씩 자주 먹는 패턴은 그대로 유지해야 한다. 식사 중간에 먹는 간식은 몸에 좋은 것을 먹는다. 그러면 신진대사가 훨씬 활발해지고 몸무게는 줄어들 것이다.

식사할 때는 통밀 빵, 통밀 파스타 등을 먹는다. 만약 이런 음식을 먹고 헛배가 부르다면 그 대용으로 스펠트 밀로 만든 빵이나 파스타를 먹고 어떤지 살펴본다.

외식을 할 때 흰 밥이나 면을 먹는 것도 괜찮다. 하지만 음식에 단백질(예를 들어 생선이나 콩)을 포함시키는 것은 멈추면 안 된다. 그리고 흰 탄수화물 섭취량은 줄이는 것이 좋다. 대신 샐러드나 채소를 더 많이 섭취해야 한다.

원하면 술을 1주일에 2~3차례 마실 수 있다. 다이어트 여부를 떠나 간을 쉬도록 하기 위해 술을 마시지 않는 날이 일주일에 적어도 3일 정도는 필요하다.

맥주는 되도록 안 마시는 것이 좋다. 포도주나 독주를 마시되, 건강을 위해 한 번에 2잔 정도만 마신다.

일주일에 하루 정도는 마음껏 먹어도 된다. 마음껏 먹는 날에는 먹고 마시고 싶은 것은 무엇이든지 양껏 먹는다. 일주일에 하루는 마음대로 먹고 마실 수 있는 날이 있다는 것을 알면, 건강한 식습관을 유지하는 것이 훨씬 쉬워진다는 사실을 깨닫게 될 것이다.

빠진 뱃살을
유지해 주는 보충제

원하는 몸매가 됐으면 보충제의 양을 몸무게와 몸매, 건강 등을 유지하는 데 도움을 주는 정도로 줄일 수 있다. 하루 적정량은 다음과 같다.

- 양질의 종합 비타민과 미네랄
- 비타민C 1,000mg
- 오메가-3 생선유 캡슐 1,000mg

그러나 비타민B 복합제제(비타민$B_5 \cdot B_6$ 50mg)는 추가해야 한다. 스트레스를 받는다 싶으면 스트레스 호르몬을 막아 주는 가시오갈피(100mg)를 먹는다.

주 5회 30분씩
운동한다

　　운동은 평생 계속할 필요가 있다. 일단 운동하는 습관이 생기면 운동을 계속하기는 쉽지만, 원한다면 운동량도 줄일 수 있다.

　　일주일에 한 번 정도는 체육관에 가서 유산소 운동과 무산소 운동(웨이트 트레이닝)을 같이 해야 한다. 웨이트 트레이닝도 게을리 하면 안 된다. 나이가 들수록 근육이 줄어드는데, 이로 인해 나잇살이 생기기 때문이다. 근육 운동을 계속해야 원하는 몸무게를 유지할 수 있다.

　　일주일에 5회에 걸쳐 30분 정도 숨이 가쁠 정도로 운동하는 것을 목표로 한다. 그러나 값비싼 고급 스포츠 의류를 입을 필요는 없다. 이런 옷을 입는 것은 단지 스포츠용품점에 다녀왔다는 표시일 뿐이다. 계속 움직이는 것도 몸무게를 유지하는 데 좋다. 심장과 면역체계, 소화에도 좋은 영향을 준다. 그리고 알다시피 운동은 노인성 치매(알츠하이머병)를 예방하는 데 효과적이다. 운동을 계속하면 육체뿐 아니라 정신 건강에도 좋다.

잘 먹고 건강한
생활습관을 유지하라

　만일 생활하다가 스트레스를 좀 받는다 싶으면 파트 7로 돌아가서 도움이 되는 전략이 무엇인지 찾아본다. 호흡법을 기억하자. 호흡만 제대로 해도 몸은 스트레스를 받지 않고 이를 헤쳐 나갈 수 있다는 메시지를 받을 수 있다.

뱃살이 다시 생기면 어떻게 하나?

　무엇을 하든지 절망은 금물이다. 모든 일에는 부침(浮沈)이 있다. 파트 10으로 돌아가서 3개월 동안에 해야 할 4가지 공격(영양, 보충제, 운동, 생활습관)을 다시 시작하자.

　이제 다이어트 프로그램에 익숙해졌기 때문에, 이전보다 지방을 더 빨리 없앨 수 있다. 왜냐하면 '뱃살 제로 다이어트' 계획을 시행하는 동안 몸에 지방을 저장하지 말고 태우라는 새로운 메시지를 각인시켰기 때문이다. 이제 3개월 프로그램을 다시 시작하면 몸이 '아하' 하는 순간이 있을 것이다. 몸이 '내가 여기에 지난번에도 왔었지'라고 생각해 변화가 훨씬 빨리 일어난다.

미국 작가 짐 론(Jim Rohn)은 "당신 몸을 돌보아라. 당신이 살아야 하는 유일한 장소이기 때문이다"라고 말했다. 다른 사람이 보기에도 근사해야 하지만, 스스로도 기분이 좋아야 하고 병으로부터 자유로운 건강한 몸을 유지하는 것이 중요하다. 이 책에서 제시한 권고에 따르고 건강한 식습관을 유지하면 건강을 당신 손안에 쥐게 될 것이다.

그리고 기억하라. 잘 먹고─멋진 몸매를 유지하고─건강하자!

몸의 균형과 삶의 활력을 찾아주는 건강 다이어트

19세기 중반 산업혁명으로 인류가 처음으로 풍요로워지면서 다이어트가 시작됐다. 없어서 먹지 못할 때는 풍만한 육체가 아름다움이었지만, 풍요의 시대가 되면서 날씬한 몸매가 찬양받기 시작했다.

미국에서 다이어트 방법이 나온 것은 제2차 세계대전 후 경제 부흥기인 1960년대다. 커피나 자몽, 포도, 사과, 우유 등 한 가지 음식만 먹는 '원 푸드(One food) 다이어트'였다. 실패로 막을 내렸다. 칼로리를 적게 섭취하면 몸무게는 줄지만, 불필요한 체지방은 줄지 않고 근육만 감소한다. 그러면 그 이후 무얼 먹어도 체지방이 증가하면서 몸무게가 다시 늘어나는 요요 현상이 생긴다.

'황제 다이어트'가 대안으로 등장했다. 밥이나 면류에 많이 함유된 탄수화물을 먹지 않고 고기(단백질)만 주로 먹는 이 다이어트는, 2000년 초까지 선풍적 인기를 끌었다. 이 다이어트를 개발한 미국 심장병 전문의 로버트 앳킨스 박사는 탄수화물을 먹으면 즉시 신체 에너지로 전환되어 몸에 쌓여 있던 지방이 소비할 시간을 주지 않는다고 주장했다. 게다가 쓰고 남은 탄수화물은 지방으로 전환되어 비만을 일으킨다고 설파했다. 그래서 탄수화물을 전혀 먹지 않으면 신체는 몸에 쌓인 지방을 연소할 수밖에 없어 자연히 살이 빠진다는 주장이다. 이건희 전 삼성그룹 회장도 90년대 후반에 이 방법으로 살을 빼는 데 성공했다고 해서 국내에서도 각광을 받았다.

하지만 앳캔스 박사가 심장질환으로 사망하면서 황제 다이어트의 거품이 빠지자 이를 변형한 '저(低)탄수화물 다이어트'가 나왔다. 탄수화물을 먹되, 탄수화물 섭취를 하루 100g 이하로 제한하는 것이다. 2주일 동안 육류, 생선, 달걀 등을 마음껏 먹으면서 밥과 국수류 등은 하루 100g 이하만 먹는다. 하지만 이 다이어트도 우울증을 유발한다는 연구결과가 나오면서 시들해졌다.

그래서 나온 새로운 버전이 '저(低)인슐린 다이어트'다. 빌 클린턴 전 미국 대통령 부부 등이 애용하면서 널리 알려졌다. 이 다이어트를 소개한 책 《사우스 비치 다이어트The South Beach Diet》의 이름을 따서 '사우스 비치 다이어트'라고도 불린다. 탄수화물을 먹되 혈당 지수가 낮은 음식만 먹자는 것이다. 같은 칼로리라도 혈당 지수가 낮은 음식은 몸에 지방이 덜 축적되도록 한다는 점에 착안했다. 혈당 지수가 높은 음식을 먹으면 인슐린 분비가 촉진되어 지방이 많이 축적되기 때문이라는 것이다.

최근에는 장수에 대한 과학적 연구 성과가 쏟아져 나오면서 '칼로리 제한 다이어트'가 나왔다. 말 그대로 칼로리를 최소한 섭취하자는 다이어트다. 하지만 반론도 만만치 않다. 칼로리 섭취를 최소화하면 칼슘 부족으로 골다공증 위험이 커지며, 피부를 늙게 하는 역효과가 나올 수 있다는 지적이다.

그리스인들의 젊음의 묘약으로 알려진 올리브유를 이용한 '샹그릴라 다이어트'도 제시됐다. 풍성한 식단을 자랑하는 그리스인들에게 과체중과 심장질환이 적은 이유가 올리브유 때문이라는 것이 알려지면서 시작됐다. 매우 간편하고, 특별한 식단 제한이 없으며, 비용도 저렴해 샹그릴라 다이어트로 명명됐다.

미국 국립보건원(NIH) 영양조정위원회 의장을 지낸 아트미스 시모포로스가 주창한 '오메가 다이어트'도 있다. 지방을 먹되 좋은 지방을 골라 먹으라는 주장이다. 좋은 지방으로는 심장질환을 예방하는 불포화지방산인 오메가-3 지방산과 식물성 필수지방산인 LNA(알파–리놀렌산), 그리고 동물성 필수지방산인 EPA, DHA 등이 있다.

이처럼 다이어트 방법은 끝없이 진화하고 있다. 하지만 우리나라에서는 여전히 19세기의 낡은 방식의 무조건 굶기, 20세기 방식의 원 푸드 다이어트와 황제 다이어트, 21세기 방식의 저인슐린 다이어트 등이 혼재한다. '다이어트=금식'이라는 19세기적 사고방식이 아직도 위력을 발휘하고 있다. 그래서 방학만 되면 살을 빼기 위해 '단식원'에 들어가는 사람들이 여전히 적지 않다. 게다가 다이어트만으로는 날씬한 몸매를 가질 수 없다고 생각해 각종 성형수술에 기대는 사람이 점점 늘고 있는 실정이다. 지방 흡입술과 지방 용해술, 지방 분해 주사, 저주파 지방 분해, 메조테라피, 카복시테라피, 체외충격파 등 국소적으로 지방을 빼는 의료기술이 쏟아져 나오고 있다.

하지만 현재의 살 빼기는 적게 먹고 많이 움직이는 것이 최고라는 데 대다수 비만 전문의는 입을 모은다. 특정 다이어트를 해서 살을 빼더라도 이 가운데 80%는 5년 뒤에 원래의 몸무게로 돌아간다는 연구 결과도 있다.

메릴린 그렌빌 박사의 《뱃살 제로 다이어트》는 기발하고 새로운 다이어트 방법을 제시하지 않는다. 그렌빌 박사는 25년간 여성 건강을 위해 노력하면서 현장에서 느끼고 확인한 건강한 다이어트 방법을 강조해 왔다. 단지 요즘 유행하는 것처럼 'S라인 몸매'나 'V라인 얼굴' 등 몸매를 자랑하기 위해 살을 빼라는 것이 아니라 활력이 넘치고 건강하게 살 수 있도록 다이어트를 제안한다.

그렌빌 박사는 허리 주위에 살(지방)이 모여 있다면 그것은 몸의 균형이 깨졌다는 증거라고 한다. 따라서 단순히 몸무게를 줄이는 다이어트가 아니라 다른 방법을 모색하라고 권한다. 그녀가 이 책에서 제시한 다이어트 방법은 적절한 운동과 식이요법 등 교과서적인 방법이다. 새로운 다이어트 방법을 찾으려는 독자는 실망할 것이다.

하지만 그녀의 방법은 누구나 쉽게 실천할 수 있는 것이다. 음식 섭취 요령만을 살펴보더라도 '조금씩 자주 먹어라', '아침을 거르지 마라', '모든 음식에 단백질을 추가하라', 설탕과 정제 탄수화물을 없애라', '허겁지겁 먹지 마라', '필수 지방을 먹어라' 등 아주 간단하다.

아무튼 두 달 넘게 밤을 세워 번역하면서, 그렌빌 박사가 자신의 주장을 펴면서 모든 논문을 섭렵해 꼼꼼히 각주(脚註)를 달고 있다는 사실에 탄복했다. 현재 우리나라에서 나온 각종 다이어트 책이 전혀 근거가 없이 무책임한 자신의 주장만 내세우고 있는 현실에 비추어 볼 때 그녀의 학문적 자세는 정말 본받을 만하다고 생각한다. 두 달간 번역하는 시간이 전혀 지루하지 않았던 것은 그녀의 정치(精緻)한 과학적 자세 때문이라고 해도 과언이 아니다.

권대익

참고문헌

Part 1

1. Selye, H., 1978, The Stress of Life, New York, McGraw Hill.

2. Epel, E.S.S. et al, 2000, "Stress and body shape: Stress–induced cortisol secretion is consistently greater among women with central fat", Psychosomatic Medicine, 62, 623–632.

3. Bjorntrop, P. and Rosmond, R., 2000, "Neuroendrocrine abnormalities in visceral adiposity", Int J Obes Relat Metab Disord, 24, S2, S80–85.

Part 2

1. Colditz, G.A. et al, 1995, "Weight gain as a risk factor for clinical diabetes mellitus in women", Ann Intern Med, 122, 481–486 and Chan, J.M. et al, 1994, "Obesity, fat distribution and weight gain as risk factors for clinical diabetes in men", Diabetes Care, 17, 961–969.

2. Hill, J.O. and Bessesen, D., 2003, Editorial, Archives of Internal Medicine, 4, 163, 395–397.

3. Pantanetti, P. et al, 2004, "Adipose tissue as an endocrine organ? A review of recent data related to cardiovascular complications of endocrine dysfunctions", Clin Exp Hypertens, 26, 4, 387–398.

4. Konarzewska, J. and Wojclkowski, C., "Risk of diabetes mellitus after pregnancy complicated by gestational diabetes mellitus (GDM)", Ginekol Pol, 75, 10, 754–759.

5. Chrousos, G. P., Torpy, D.J., Gold, P.W., 1998, "Interactions between the hypothalamic–pituitary–adrenal axis and the female reproductive system: clinical implications", Ann Intern Med, 129: 229–240.

6. Thomas, G. et al, 2005, "Pre–natal anxiety predicts individual differences in cortisol in pre–adolescent children", Biological Psychiatry, 58, 211–217.

7. Kammerer, M. et al, 2002, "Pregnant women become insensitive to cold stress", BMC Pregnancy and Childbirth, 1, 2, 8.

8. Scholl, T.O. and Chen, X., 2002, "Insulin and the "thrifty" woman: the influence of insulin during pregnancy gestational weight gain and postpartum weight retention", Matern Child Health, 6, 4, 255–261.

9. McTernan, P.G. et al, 2002, "Glucocorticoid regulation of P450 aromatase activity in human adipose tissue: gender and site differences", J Clin Endocr Metab, 87, 1327–1336.

10. Isidori, A.M. et al, 1999, "Leptin and androgen levels in male obesity", J clin Endocr and Metab, 84, 3673–3680.

Part 3

1. Bjorntop, P. et al, 2000, "Hypertension and the metabolic syndrome: closely related central origin", Blood Pressure, 9, 2–3, 71–82.

2. Whitmer, R.A. et al, 2005, "Obesity in middle age and future risk of dementia: a 27–year longitudinal population–based study", BMJ, 330, 1360.

3. Giovannucci, E., 2005, "The role of insulin resistance and hyperinsulinemia in cancer causation", Current Medicinal Chemistry–Immunology, Endocrine and Metabolic Agents, 5, 1, 53–60.

4. Chang, C.K. et al, 2003, "Hyperinsulinemia and hyperglycaemia: possible risk factors of colorectal cancer among diabetic patients", Diabetologia, 46, 595–560.

5. Furberg, A.S. et al, 2004, "Serum high–density lipoprotein cholesterol, metabolic profile and breast cancer risk", J Nat Cancer Inst, 96, 15, 1152–1160.

6. Berstein, L.M. et al, 2004, "Insulin resistance, its consequences for the clinical course of the disease and possibilities of correction in endometrial cancer", J Cancer Res Clin Oncol, 130, 11, 687–693.

7. Augustin, L.S. et al, 2003, "Dietary glycemic index, glycemic load and ovarian cancer risk: a case–controlled study in Italy", Ann Oncol, 14, 78–84.

8. Helgesson, O. et al, 2003, "Self–reported stress levels predict subsequent breast cancer in a cohort of Swedish women", Eur J Cancer Prev, 12, 5, 377–381.

9. Lahmann, P.H. et al, 2003, "A prospective study of adiposity and postmenopausal breast cancer risk: the Malmo diet and cancer study", Int J Cancer, 103, 246–252.

10. Huang, Z. et al, 1999, "Waist circumference, waist hip ratio and risk of breast cancer in the Nurses' Health Study", Am J Epidemol, 150, 12, 1316–1324.

11. Silver, S.A. et al, 2005, "Dietary carbohydrates and breast cancer risk: a prospective study of the roles of overall glycemic index and glycemic load", Int J Cancer, 114, 4, 653–658.

12. Solomon, C.G. et al, 2002, "Menstrual cycle irregularity and risk for future cardiovascular disease", J Clin Endocrinol Metabl, 87, 5, 2013–2017.

13. Berga, S.L., 1995, "Stress and Amenorrhoea", Endocrinologist, 5, 6, 416–421.

14. Nock, B., 1986, "Norandrogenic regulation of progestin receptors: new findings, new questions, reproduction: a behavioural and neuroendocrine prospective", Ann N Y Acad Sci, 474, 415, 22.

15. Kiddy, D.S. et al, 1990, "Differences in clinical and endocrine features between obese and non–obese subjects with polycystic ovary syndrome: an analysis of 263 consecutive cases", Clinical Endocrinology, 32, 213–220.

16. Epel, E.S. et al, 2004, "Accelerated telomere shortening in response to life stress", Proceedings of the National Academy of Sciences, 101, 49, 17312–17315.

17. Ulrich, P. and Cerami, A., 2001, "Protein glycation, diabetes and ageing", Recent Prog Horm Res, 56, 1–21.

18. Tamakoshi, K. et al, 2003, "The metabolic syndrome is associated with elevated circulating

C−reactive protein in healthy reference range, a systemic low−grade inflammatory state", Int J Obesity, 27, 443−449.

19. Cai, D. et al, 2005, "Local and systemic insulin resistance resulting from hepatic activation of IKK−beta and NF−kappaB", Nature Medicine, 11, 2, 183−190.

20. Lee, A.L. et al, 2002, "Stress and depression: possible links to neuron death in the hippocampus, Bipolar Disord, 4, 2, 117−128.

Part 4

1. Epel, E. et al, 2001, "Stress may add bite to appetite in women: a laboratory study of stress−induced cortisol and eating behaviour", Psychoneuroendocrinology, 26, 1, 37−49.

2. Jenkins. D.J. et al, 1989, "Nibbling versus gorging: metabolic advantages of increased meal frequency", NEJM, 321, 14, 929−934.

3. Khan, A. et al, 2003, "Cinnamon improves glucose and lipids of people with Type 2 diabetes", Diabetes Care, 26, 12, 3215−3218.

4. Brynes, A.E. et al, 2005, "The beneficial effect of a diet with low glycaemic index on 24 hour glucose profiles in healthy young people assessed by continuous glucose monitoring", Brit J Nutr, 93, 2, 179−182.

5. Jenkins, D.J. et al, 1981, "Glycemic index of foods: a physiological basis for carbohydrate exchange", Am J Clin Nutr, 34, 362−366.

6. Munro, J., 2005, "Expressing the glycemic potency of foods", Proc Nutr Soc, 65, 115−122.

7. Landin, K. et al, 1992, "Guar gum improves insulin sensitivity, blood lipids, blood pressure, and fibrinolysis in healthy men", Am J Clin Nutr, 56, 1061−1065.

8. Leclere, C.J. et al, 1994, "Amylose in legumes, peas, basmati, oat fibre significant for IR", Am J Clin Nutr, 59, 776S.

9. Romieu, I. et al, 2004, "Carbohydrates and the risk of breast cancer among Mexican women", Cancer Epidemiol Biomarkers Prev, 13, 8, 1283−1289.

10. Pawlak, D.B. et al, 2004, "Effects of dietary glycaemic index on adiposity, glucose homeostasis and plasma lipids in animals", Lancet, 364, 9436, 778−785.

11. Blundell, J.E. and Hill, A.J., 1986, "Paradoxical effects of an intense sweetener (aspartame) on appetite", The Lancet, 1, 1092−1093.

12. Wurtman, R.J., 1983, "Neurochemical changes following high does aspartame with dietary carbohydrates", New England Journal of Medicine, 429−430.

13. Stegink, L.D. et al, 1989, "Effect of repeated ingestion of aspartame−sweetened beverage on plasma amino acid, blood methanol and blood formate concentrations", Metabolism, 38, 4, 357−363.

14. Lipton, S.A. and Rosenberg, P.A., 1994, "Excitatory amino acids as a final common pathway for neurologic disorders", New England Journal of Medicine, 300, 9, 613−622.

15. Layman, D.K., 2003, "The role of leucine in weight loss diets and glucose homeostasis", J Nutr, 133, 1, 261S−267S.

16. Herbert, Y. and Thomas, R., 2000, "Role of the insulin−like growth factor family in cancer development and progression", J Nat Cancer Inst, 92, 18, 1472−1489.

17. Larsson, S.C. et al, 2005, "Milk, milk products and lactose intake and ovarian cancer risk: A meta−analysis of epidemiological studies", Int J Cancer, July 28 epub.

18. Willett, W.C., 1998, "Dietary fat and obesity: an unconvincing relation", Am J Clin Nutr, 68, 6, 1149−1150.

19. Willett, W.C., 2002, "Dietary fat plays a major role in obesity: no", Obesity Reviews, 3, 2, 59−68.

20. Stampfer, M.J. et al, 2000, "Primary prevention of coronary heart disease in women through diet and lifestyle", NEJM, 343, 1, 16−22.

21. Emken, E.A. et al, 1992, "Comparison of dietary linolenic acid and linolenic metabolism in man: influence of dietary linoleic acid, Essential fatty acids and Eicosanoids". Invited papers from the Third International congress, eds A. Sinclair and R. Gibson, American Oil Chemists Society, Illinois.

22. de Roos, N.M. et al, 2003, "Trans fatty acids, HDL cholesterol and cardiovascular disease. Effects of dietary changes on vascular reactivity", Eur J Med Res, 8, 8, 355−357.

23. Mauger, J.F. et al, 2003, "Effect of different forms of dietary hydrogenated fats on LDL particle size", Am J Clin Nutr, 78, 3, 370−375.

24. Stender, S. and Dyerberg, J., 2004, "Influence of trans fatty acids on health", Ann Nutri Metab, 48, 2, 61−66.

25. Bastiaan, E. et al, 2003, "Antecedent adrenaline attenuates the responsiveness to but not the release of counterregulatory hormones during subsequent hypoglycaemia", J Clin Endocrin Metab, 88, 11, 5462−5467.

26. Keijzers, G.B. et al, 2002, "Caffeine can decrease insulin sensitivity in humans", Diabetes Care, 25, 2, 364−369.

27. Biagonni, I. and Davis, S.N., 2002, "Caffeine: a cause of insulin resistance?", Diabetes Care, 25, 2, 399−400.

28. al'Absi, M. et al, 1998, "Hypothalamic−pituitary−adrenocortical responses to psychological stress and caffeine in men at high and low risk for hypertension", Psychosom Med, 60, 4, 521−527.

29. Stafford, T., 2003, "Psychology in the coffee shop", Psychologist, 16, 7, 358−359.

30. Dunwiddie, T.V. and Masino, S.A., 2001, "The role and regulation of adenosine in the central nervous system", Annual Review of Neuroscience, 24, 31−55.

31. Garrett, B.E. and Griffiths, R.R., 1997, "The role of dopamine in the behavioural effects of caffeine in animals and humans", Pharmacology, Biochemistry and Behaviour, 57, 533−541.

32. Komori, A. et al, 1993, "Anticarcinogenic activity of green tea polyphenols", Japan J Clin Oncol, 23, 3, 186−190.

33. Imai, K. and Natachi, K., 1995, "Cross sectional study of effects of drinking green tea on cardiovascular and liver diseases", BMJ, 310, 6981, 693−696.

34. Nagao, T. et al, 2005, "Ingestion of tea rich in catechins leads to a reduction in body fat and malondialdehyde-modified LDL in men", Am J Clin Nutr, 81, 1, 122-129.

35. Bray, G.A. et al, 2004, "Consumption of high-fructose corn syrup in beverages may play a role in the epidemic of obesity", Am J Clin Nutr, 79, 537-543.

36. Stampfer, M.J. et al, 2000, "Primary prevention of coronary heart disease in women through diet and lifestyle", NEJM, 343, 1, 16-22.

37. Hu, F.B. et al, 2001, "Diet, lifestyle and the risk of Type 2 diabetes mellitus in women", NEJM, 345, 790-797.

Part 5

1. Evans, G.W. and Pouchnik, D.J., 1993, "Composition and biological activity of chromium-pyridine carbosylate complexes", Journal of Inorganic Biochemistry, 49, 177-187.

2. Anderson, R.A. et al, 1991, "Supplemental chromium effects on glucose, insulin, glucagon and urinary chromium losses in subjects consuming controlled low-chromium diets", Am J Clin Nutr, 54, 909-916.

3. Evans, G.W. and Bowman, T.D., 1992, "Chromium picolinate increases membrane fluidity and rate of insulin internalisation", J Inorg Bio, 46, 243-250.

4. No authors listed, 2004, "A scientific review: the role of chromium in insulin resistance", Diabetes Educ, suppl 2-14.

5. Anderson, R.A., 1992, "Chromium, glucose tolerance and diabetes", Biological Trace Element Reserch, 32, 19-24.

6. "The Role of Chromium in Animal Nutrition, Committee on Animal Nutrition", National Research Council, 1997.

7. Bagchi, D. et al, 2002, "Cytotoxicity and oxidative mechanisms of different forms of chromium", Toxicology, 180, 1, 5-22.

8. Ibid.

9. Walti, M.K. et al, 2003, "Low plasma magnesium in Type 2 diabetes", Swiss Med Weekly, 133, 19-20, 289-292.

10. Takaya, J. et al, 2004, "Intracellular magnesium and insulin resistance", Magnes Res, 17, 2, 126-136.

11. Kao, W.H. et al, 1999, "Serum and dietary magnesium and the risk for Type 2 diabetes mellitus: the Atherosclerosis Risk in Communities Study", Arch Intern Med, 159, 18, 2151-2159.

12. Motoyama, T. et al, 1989, "Oral magnesium supplementation in patients with essential hypertension", Hypertension, 13, 227-232.

13. Chen, M.D. et al, 2000, "Zinc may be a mediator of leptin production in humans", Life Sci, 66, 22, 2143-2149.

14. Brandao-Neto, J. et al, 1990, "Zinc acutely and temporarily inhibits adrenal cortisol secretion in humans. A preliminary report", Biol Trace Elem Res, 24, 1, 83-89.

15. Ford, E.S. et al, 2003, "The metabolic syndrome and antioxidant concentrations: findings from the Third National Health and Nutrition Examination Survey", Diabetes, 52, 9, 2346–2352.

16. Chen, L. and Thacker, R., 1985, "Effects of dietary vitamin E and high supplementation of vitamin C on plasma glucose and cholesterol levels", Nutr Res, 5, 527–534.

17. Johnston, C.S., 2005, "Strategies for healthy weight loss: from vitamin C to the glycemic response", J Am Coll Nutr, 24, 158–165.

18. Enwonwu, C.O. et al, 1995, "Effect of marginal ascorbic acid deficiency on saliva level of cortisol in the guinea pig", Arch Oral Biol, 40, 8, 737–742.

19. Peters, E.M. et al, 2001, "Vitamin C supplementation attenuates the increases in circulating cortisol, adrenaline and anti–inflammatory polypeptides following ultramarathon running", Int J Sports Med, 22, 7, 537–543.

20. Wilburn, A.J. et al, 2004, "The natural treatment of hypertension", J Clin Hypertens, 6, 5, 242–248.

21. National Diet and Nutrition Survey, 2003.

22. Koutsikos, D. et al, 1996, "Oral glucose tolerance test after high dose i.v. biotin administration in normoglucemic hemodialysis patients", Ren Fail, 18, 131–133.

23. Setola, E. et al, 2004, "Insulin resistance and endothelial function are improved after folate and vitamin B12 therapy in patients with metabolic syndrome: relationship between homocysteine levels and hyperinsulinemia", Eur J Endocrinol, 15, 4, 483–489.

24. Paolisso, G. et al, 1995, "Chronic intake of pharmacological doses of vitamin E might be useful in the therapy of elderly patients with coronary heart disease", Am J Clin Nutr, 61, 4, 848–852.

25. Davi, G., 1999, "In vivo formation of 8–iso–prostaglandin f2alpha and platelet activation in diabetes mellitus: effects of improved metabolic control and vitamin E supplementation", Circulation, 19, 2, 224–229.

26. Stephens, N.G., 1996, "Randomised controlled trial of vitamin E in patients with coronary disease: Cambridge Heart Antioxidant Study(CHAOS)", Lancet, 347, 781–786.

27. Pryor, A., 2000, "Vitamin E and heart disease: basic science to clinical intervention trial", Free Radical Biology and Medicine, 28, 141–164.

28. Holness, M.J. et al, 2003, "Diabetogenic impact of long–chain omega–3 fatty acids on pancreatic beta–cell function and the regulation of endogenous glucose production", Endocrinology, 144, 9, 3958–68.

29. Wang, S. et al, 2001, "Effects of chromium and fish oil on insulin resistance and leptin resistance in obese developing rats", Wei Sheng Yan Jiu, 30, 5, 284–286.

30. Van Gaal, L. et al, 1984, in: "Folkers, K. Yamamura,, eds: Biomedical and Clinical Aspects of Coenzyme Q10", Elsevier Science Publ, Amsterdam 4:369–373.

31. Shigeta, Y. et al, 1966, "Effect of coenzyme Q10 treatment on blood sugar and ketone bodies of diabetics", Journal of Vitaminology, 12, 293–298.

32. Singh, R.B. et al, 1999, "Effect of hydrosoluble coenzyme Q10 on blood pressures and

insulin resistance in hypertensive patients with coronary artery disease", J Hum Hypertens, 13, 203-208.

33. Langsjoen, P.H. et al, 1990, "A six year clinical study of therapy of cardiomyopathy with coenzyme Q10", Int J Tissue React, 12, 3, 169-171.

34. Konrad, T. et al, 1999, "Alpha-lipoic acid treatment decreases serum lactate and pyruvate concentrations and imporves glucose effectiveness in lean and obese patients with type 2 diabetes", Diabetes Care, 22, 2, 280-287.

35. El Midaoui, A. and de Champlain, J., 2002, "Prevention of hypertension, insulin resistance and oxidative stress by alpha-lipoic acid", Hypertension, 39, 2, 303-307.

36. Fulghesu, A.M. et al, 2002, "N-acetyl-cysteine treatment improves insulin sensitivity in women with polycystic ovary syndrome", Fertil Steril, 77, 6, 1128-1135.

37. Rogers, L.L. and Pelton, R.B., 1957, "Glutamine in the treatment of alcoholism", Q J Studies in Alcoholism, 18, 581-587.

38. Neri, D.F. et al, 1995, "The effects of tyrosine on cognitive performance during extended wakefulness", Aviat Space Environ Med, 66, 313-319.

39. Lin, J. et al, 2005, "Green tea polyphenol epigallocatechin gallate inhibits adipogenesis and induces apoptosis in 3T3-L1 adipocytes", Obes Res, 13, 6, 982-990.

40. Yeh, G.Y. et al, 2003, "Systematic review of herbs and dietary supplement for glycemic control in diabetes", Diabetes Care, 26, 4, 1277-1294.

41. Kim, D.H., 2003, "Effects of ginseng saponin on hypothalamo-pituitary-adrenal axis in mice", Neuroscience Letter, 343, 62-66.

42. Spasov, A.A. et al, 2000, "A double-blind, placebo-controlled pilot study of the stimulating and adaptogenic effect of Rhodiola rosea SHR-5 extract on the fatigue of students caused by stress during an examination period with a repeated low-dose regimen", Phytomedicine, 7, 2, 85-89.

43. Darbinvan, V. et al, 2000, "Rhodiola rosea in stress induced fatigue-a double blind cross-over study of a standardized extract SHR-5 with a repeated low-dose regimen on the mental performance of healthy physicians during night duty", Phytomedicine, 7, 5, 365-371.

Part 6

1. Donnelly, J. et al, 2003, "Effects of a 16 month randomized controlled exercise trial on body weight and composition in young, overweight men and women", Arch Intern Med, 163, 1343-1350.

2. Ryan, A.S. et al, 1996, "Resistive training increases insulin action in postmenopausal women", J Gerontol A Biol Sci Med Sci, 51, M199-M205.

3. Mayer-Davis, E.J. et al, 1998, "Intensity and amount of physical activity in relation to insulin sensitivity: the Insulin Resistance Atherosclerosis Study", JAMA, 279, 9, 669-674.

4. Randeva, H.S. et al, 2002, "Exercise decreases plasma total homocysteine in overweight young women with polycystic ovary syndrome", J Clin Endocrin Metab, 87, 10, 4496-

4501.

5. Miller, W.C. et al, 1997, "A meta−analysis of the past 25 years of weight loss research using diet, exercise of diet plus exercise intervention", Int J Obesity, 21, 941−947.

6. Utter, A.C. et al, 1998, "Influence of diet and/or exercise on body composition and cardiorespiratory fitness in obese women", International Journal of Sport Nutrition, 6, 213−222.

7. Miller, W.C. et al, 1997, "A meta−analysis of the past 25 years of weight loss research using diet, exercise of diet plus exercise intervention", Int J Obesity, 21, 941−947.

8. Nelson, Miriam, 2000, Strong Women Stay Young, Bantam.

9. Ibid.

10. Aldred, H.E. et al, 1995, "Influence of 12 weeks of training by brisk walking on postprandial lipemia and insulinemia in sedentary middle−aged women", Metabolism, 44, 390−397.

11. Grimm, J.J., 1999, "Interaction of physical activity and diet: implications for insulin−glucose dynamics", Public Health Nutr, 2, 363−368.

Part 7

1. Touch Research Institute of the University of Miami School of Medicine, www.miami.edu / touch−research

2. Parati, G. and Steptoe, A., 2004, "Stress reduction and blood pressure control in hypertension: a role for transcendental meditation?", J Hypertens, 22, 11, 2057−2060.

3. Brown, J., 1991, "Staying Fit and Staying Well: Physical fitness as a moderator of life stress", Journal of Personality and Social Psychology, 60 (4) 555−561.

4. Grewen, K.M. et al, 2005, "Effects of partner support on resting oxytocin, cortisol, norepinephrine, and blood pressure before and after warm partner contact", Psychosomatic Medicine, 67:531−538.

5. Kripke, D., Simons, R., Garfinkel, L. et al, 1979, "Short and long sleep and sleeping pills. Is increased mortality associated?", Arch Gen Psychiatry, 36:103−116.

6. National Sleep Foundation, Sleep in America Poll, 2001−2002. Washington, DC: National Sleep Foundation.

7. Kern, W. et al, 1996, "Changes in cortisol and growth hormone secretion during nocturnal sleep in the course of ageing", Journal of Gerontology, 51A, M3−9.

8. Spiegel, K. et al, 1999, "Impact of sleep debt on metabolic and endocrine function", Lancet, 354, 1435−1439.

9. Sephton, S. and Spiegel, D., 2003, "Circadian disruption in cancer: a neuroendocrine−immune pathway from stress to disease", Brain Behav Immun, 17, 5, 321−328.

10. Hasler, G. et al, 2004, "The association between short sleep duration and obesity in young adults: a 13 year prospective study", Sleep, 27, 4, 661−666.

11. Spiegel, K. et al, 2004, "Leptin levels are dependent on sleep duration: relationships with sympathovagal balance, carbohydrate regulation, cortisol and thyrotropin", J Clin Endocrinol Metab, 89, 11, 5762–5771.

12. Spiegel, K., Tasali, E., Penev, P. et al, 2004, "Sleep curtailment in healthy young men is associated with decreased leptin levels: elevated ghrelin levels and increased hunger and appetite", Ann Intern Med. 141: 846–850.

13. Taheri, S., Lin, L., Austin, D. et al, 2004, "Short sleep duration is associated with reduced leptin, elevated ghrelin, and increased body mass index(BMI)", Sleep, 27:A146–A147.

Part 8

1. Loutan, L. and Lamotte, J.M., 1984, "Seasonal variation in nutrition among a group of nomadic pastoralists in Niger", Lancet, 1, 945–947.

2. Bjorntorp, P., 2001, "Do stress reactions cause abdominal obesity and comorbidities?", Obes Rev, 2, 2, 73–86.

3. Rosmond, R. et al, 2002, "5–HT2A receptor gene promoter polymorphism in relation to abdominal obesity and cortisol", Obes Res, 10, 7, 585–589.

4. Williams, P.T. et al, 2005, "Concordant lipoprotein and weight responses to dietary fat change in identical twins with divergent exercise levels 1", Am J Clin Nutr, 82, 1, 181–187.

Part 9

1. Wallerius, S. et al, 2003, "Rise in morning saliva cortisol is associated with abdominal obesity in men: a preliminary report", J Endocrinol Invest, 26, 7, 616–619.

2. Kronfol, Z. et al, 1997, "Circadian immune measures in healthy volunteers: relationship to hypothalamic–pituitary–adrenal axis hormones and sympathetic neurotransmitters", Psychom Med, 59, 42–50.

3. Abercombie, H.C. et al, 2004, "Flattened cortisol rhythms in metastatic breast cancer patients", Psychoneuroendocrinology, 29, 8, 1082–1092.

4. Yusaf, S. et al, 2004, "Effect of potentially modifiable risk factors associated with myocardial infarction in 52 countries(the INTERHEART study): case–control study", Lancet, 364, 937–952.

옮긴이 _ 권대익

한국일보 사회부 의학담당 기자.

서울대학교 정치학과와 동 대학원을 졸업한 뒤 한국일보 기자로 일하고 있다. 한국일보에서는 정치부와 경제부, 사회부, 국제부, 문화부 등을 거쳐 2000년부터 9년째 의학담당 기자로 활동하고 있다.

펜으로 국민 건강에 기여한다는 마음으로 국내 의학 분야 전문가와 병, 의원, 의료 종사자 및 의료관련 단체, 기관 등 의료 현장을 발로 뛰며 취재하여 국민 건강과 의료 전반의 문제를 알기 쉽게 독자들에게 전하고자 노력하고 있다.

뱃살 제로 다이어트

개정판 1쇄 발행 ㅣ 2017년 1월 26일
개정판 2쇄 발행 ㅣ 2017년 5월 31일

지은이　ㅣ 메릴린 그렌빌
옮긴이　ㅣ 권대익
펴낸이　ㅣ 강효림

편집　　ㅣ 이용주·민형우
디자인　ㅣ 채지연
일러스트ㅣ 정승희
마케팅　ㅣ 김용우

종이　　ㅣ 화인페이퍼
인쇄　　ㅣ 한영문화사

펴낸곳　ㅣ 도서출판 전나무숲 檜林
출판등록 ㅣ 1994년 7월 15일·제10-1008호
주소　　ㅣ 03961 서울시 마포구 방울내로 75, 2층
전화　　ㅣ 02-322-7128
팩스　　ㅣ 02-325-0944
홈페이지ㅣ www.firforest.co.kr
이메일　ㅣ forest@firforest.co.kr

ISBN ㅣ 978-89-97484-89-8 (03510)

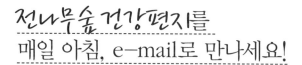

전나무숲 건강편지를
매일 아침, e-mail로 만나세요!

전나무숲 건강편지는 매일 아침 유익한 건강 정보를 담아 회원들의 이메일로
배달됩니다. 매일 아침 30초 투자로 하루의 건강 비타민을 톡톡히 챙기세요.
도서출판 전나무숲의 네이버 블로그에는 전나무숲 건강편지 전편이 차곡차곡
정리되어 있어 언제든 필요한 내용을 찾아볼 수 있습니다.

http://blog.naver.com/firforest

 '전나무숲 건강편지'를 메일로 받는 방법 forest@firforest.co.kr로 이름과 이메일 주소를
보내주세요. 다음 날부터 매일 아침 건강편지가 배달됩니다.

유익한 건강 정보,
이젠 쉽고 재미있게 읽으세요!

도서출판 전나무숲의 티스토리에서는 스토리텔링 방식으로 건강 정보를
제공합니다. 누구나 쉽고 재미있게 읽을 수 있도록 구성해, 읽다 보면 자연스럽게
소중한 건강 정보를 얻을 수 있습니다.

http://firforest.tistory.com